歯科医院経営
実践マニュアル

歯科助手を上手に活用する法

㈱オフィスウエーブ
代表取締役
澤泉仲美子 著

クインテッセンス出版株式会社　2012
Tokyo, Berlin, Chicago, London, Paris, Barcelona, Istanbul, Milano, São Paulo, Moscow, Prague, Warsaw,
Delhi, Beijing, Bucharest, and Singapore

歯科助手生まれ、歯科助手育ちである私は、ことのほか歯科助手に深い愛情を持っています。

歯科助手がこの仕事に自信と誇りを持ち、歯科医院というステージで、プロとしてキラキラ輝いて活躍することが、この業界を大きく変革していくことにつながると確信しています。

一方で歯科助手は、唯一、歯科医院の組織の中では無資格者です。そのため、自分はただの雑用係なのだと自信を失ったり、存在価値を見出せないまま、この業界を背にしていく優秀な人材を何人も何人も見送ってきました。

残念で悔しくてなりませんでした。そんな自分にセルフコーチングをすると、私の中にしっかり答えは宿っていました。私は、歯科業界を心から愛しているからです。

ですから、この業界の発展に全身全霊を注いでいきたい！　具体的に歯科助手教育を通して、必ずやこの業界に貢献すると答えを出しました。

プロの歯科助手を育成し、歯科助手が仕事に誇りを持ち輝くことで、歯科業界の発展に貢献することを、私のミッションとして行動します。

この本には、歯科助手が活躍できるためのノウハウを詰め込みました。経営者である院長先生に、存分に歯科助手を活用し、その結果、クリニックも患者様も幸せになる方程式をお伝えしてまいりたいと思います。

実際に、歯科助手が副院長として活躍し、歯科医院の実績を大いに高めているケースも、紹介しております。

歯科助手をプロに教育し、現場で活用することは、歯科医師が本来の歯科医師業務に専念するためにも、歯科衛生士が本来の歯科衛生士業務に専念するためにも、必須なプロセスです。

私は、歯科助手のプロを次のように定義しています。

①歯科助手の仕事に希望・情熱・誇りを持ち、組織と患者様の幸せために全力で貢献している

②患者接遇マナースキルを習得し、歯科受付業務をすべて任せることができる（文科省認定秘書検定2級取得または同等程度の秘書能力を持つ者）

③カウンセリング業務をすべて任せることができる（コミュニケーションスキルと歯学知識を持っている）

④歯科医師・歯科衛生士・歯科技工士に、最高のステージを提供できる診療介助スキル

を持っている
⑤常に内面価値が磨かれていて、ヒューマン能力が高い（素直・笑顔・挨拶・感謝・尊重・思考など）
⑥経営的視点を持ち、組織の売上アップに貢献している（マーケティング能力）
⑦リーダーシップを持ち、スタッフ教育ができる（マネジメント能力）
⑧自立している（向上心・学習・チャレンジ・自分軸・役割・責任・魅力）

プロの歯科助手教育が、どれだけこの業界を救うかはかりしれません。もちろん、患者様の幸せにつながり、それが社会へ世界へと貢献していくことでしょう。

なお、プラスα２「歯科医院の成長につながる歯科助手の活用事例」については、経営コンサルタントとして多くの指導実績を持ち、㈲ファイナンシャルプラス代表の夫・澤泉千加良に執筆協力をお願いしました。

本書が歯科助手活用のバイブルとして、お役に立てていただければ幸いです。

平成24年4月5日

株式会社オフィスウエーブ
代表取締役社長　澤泉　仲美子

●もくじ

第1章　男性脳と女性脳の差が起こす歯科医院マネジメントの盲点／13

第5章　歯科助手がグングンやる気を起こす教育方法／113

プラスα1 愛され院長になるために……/157

プラスα2　歯科医院の成長につながる歯科助手の活用事例／167

第1章

男性脳と女性脳の差が起こす歯科医院マネジメントの盲点

1 女ごころをつかんでいますか？

歯科助手の具体的な活用法の前に、まず重要なマネジメントのポイントについて、この章ではお伝えしてまいります。

どれだけ優秀な歯科助手を育て上げても、彼女たちを存分に輝かせる舞台を用意できなければ、教育の苦労は水の泡です。

歯科助手はもちろん、歯科医院で働く女性スタッフへのマネジメントで、「これだけは絶対押さえておいていただきたい！」という点をピンポイントでお伝えします。

一つだけお断りとお詫びをさせていただきます。

どうしても歯科助手に誇りを持たせたい！　この歯科業界を輝かせたい！　先生方に幸せになっていただきたい！　という一心からこの本を執筆しているので、強い口調や辛口な言い回しがあるかと思います。

それは、私のこれまでのスタッフ教育と多くのクリニックを拝見してつかんだノウハウをズバリお伝えすることで、少しでも先生方のお役に立てていただきたいという想いのためです。どうかお許しください。そして、心を広げてメッセージをキャッチしていただきたいと思っています。

私は、株式会社オフィスウエーブを開業して16年経ちました。

歯科医院で働く女性スタッフの育成、スタッフ教育のコンサルティング、セミナー、講演活動を通して、５００軒以上の歯科医院へ訪問し、先生やスタッフの様子を拝見してまいりました。

お陰様で、成功している医院とそうでない医院を一目で見分けることができます。

それは、スタッフの目の輝きです。

どんなに患者様があふれているクリニックでも、スタッフの目が輝いていなかったり、スタッフから〝やらせられ感〟を感じさせるクリニックは、後々に、スタッフの入れ替えやトラブルで悩まされ、伸び悩みます。

スタッフの目が輝き、イキイキ働くクリニックには、ある共通点がありました。

それは、院長先生がスタッフの「女ごころ」をちゃんとつかんでいらっしゃるということです。

これは私が女性目線で着目しているからこそ、気づいたことで、同性だからこそ、スタッフからこっそり聴けるネタをもとに検証して確信できたことです。

これが歯科医院のスタッフマネジメント、もしくは歯科医院経営において肝心要の最重要項目だったのです。

2 男性と女性は異星人同士

女性は、相手からの同情・理解・なぐさめを必要とし、認められることを常に望んでいます。相手からやさしくされている感覚をいつも味わいたいし、自分のことをわかってほしいと訴えます。

男性は、そんな女性を本能的になかなか理解することができません。問題が起きたら分析し、合理的に解決しなければならないと思っているので、表面的な同情やなぐさめは何の意味も持たないと考えるのが、男性脳だからです。自分の悩みを、他人と共感したり、分かち合うことなんて考えられないのです。

このような男女の心理構造やコミュニケーションスタイルの相違は、脳の仕組みが異なるから起こることで致し方ないことです。

男性は金星からきて、女性は火星からきた宇宙人同士などという話を聞きますが、そんなふうに異星人同士と思えば、違って当たり前！　感覚の違いに戸惑ったり腹を立てたりすることもなくなりそうです。異星人と思えば、異星人の脳の仕組みを知ってうまくお付き合いするコツをつかむことが良策です。

最近は草食系男子のように、限りなく女性に近い男性や、バリバリ仕事をこなす男性的な女性もいます。しかし、圧倒的多数で「男女の壁」は感じられているのも事実です。しかも、その壁の正体がつかめていない……。

当然乗り越えられないから、「どうしても理解しあえない」「女性スタッフの気持ちがわからない」と先生方からご相談いただいたり、スタッフからは「先生はちっとも私たちを理解してくれない！」というお声を聞いたりします。

コミュニケーションの仕方も、女性は「わかる、わかる、そうだよね〜、私も！　そうそう！」というように、共感型であるのに対して、男性は「俺はこう思う」というスタイルを尊重し、理論・議論・正論を好みます。

男性には、この裏表があるような女性の会話が信じられない、受け止めがたいのですが、これは女性が悪いのではなく、持って生まれた脳のメカニズムの仕業ですから、女性脳（もしくは異星人脳）として理解しようと努力してください。

これが女性スタッフとうまくやっていく、唯一の道だと私は思っています。

女性スタッフが、院長先生を信頼して「この歯科医院でずっと働きたい」「働きがい、やりがいを感じる」という気持ちが持てれば、これに勝るマネジメントはないのです。さらに、院長先生を深く尊敬し、「院長先生のためにもっともっと頑張りたい！」と、女性スタッフが感じて仕事ができたら、歯科医院にとって明るい未来しか残りません。

3 男性脳と女ごころ

歯科医院の現場で起こる、スタッフと院長先生とのトラブルや摩擦は、男性脳と女性脳の違いを突き詰めると解決していきます。

院長先生には、どうか女性脳を少しでも理解し、女ごころをつかんでいただきたいと、切に願っています。女性スタッフの「女ごころ」をわかってほしいのです。

女性スタッフの意見やお気持ちを聴くと、だれでも「とても可愛いな～」と感じてしまうほどです。

だって、「院長先生にわかってほしい！」「私を知ってほしい！」そんな願望が一番多いのですから。

そこで、私が彼女たちの「女ごころ」を代弁して、しっかり先生方にお伝えしていきます。ぜひこれを機会に女ごころを学んでください。

簡単に男性脳と女性脳の違いを〔図表1〕にまとめましたので、比較してみてください。ずい分違いがあるとお思いになるでしょう。

極端にいうと「愛している」という言葉で、女性は生きていける生き物です。なにより

〔図表１〕　男性脳と女性脳の違い

男性脳	女性脳
①問題解決をしたがる ②物事を分析したい ③アドバイスを受けたくない ④結果重視 ⑤信頼されることが大事 ⑥討論したがる ⑦目に見えるものに関心がいきやすい ⑧感情を出すのは苦手だし恥ずかしいこと ⑨仕組みを理解するのが好き ⑩挫折が怖い　……など	①問題をシェアし合いたい ②物事に受容と共感をしてほしい ③提案やアドバイスを人に求めるし受けたい ④プロセスを重視する ⑤感情移入してほしい ⑥感情を訴えたい、吐き出したい、聴いてほしい ⑦目に見えないものを大切にしたい ⑧手をかけてほしい ⑨分かち合いたい ⑩拒絶が怖い　……など

自分が大切にされていることがもっとも重要なことで、それをわかりやすく表現されることを望んでいます。

それが——

「大切だよ」

「いつもわかっているよ」

というような言葉です。

このような言葉がなければ、女性はとても不安になり、不満が出てきます。不満がでたら、不満を外に吐き出させることがもっとも大切になります。

解決することよりも、吐き出すことを女性脳は求めるのです。

4 男性脳と女性脳の違いが引き起こす歯科医院の現場でのトラブル

(1) 問題がある時のパターン

☆男性脳（院長先生）
・問題があると解決することにフォーカスする。
・問題はシェアするものではない。
☆女性脳（女性スタッフ）
・問題は一人でも多くの人とシェアしたい。
・発生した問題に対する想いや気持ちを聴いてほしい。
・ただただ聴いて受け止め、共感してほしい。問題解決はとくに望まない。

(2) トラブルが発生するパターン

男性の院長先生は、問題があれば問題解決することにフォーカスするので、女性スタッフが一番望んでいる感情を聴き入れたり、想いに共感したりすることができないことが多いのです。

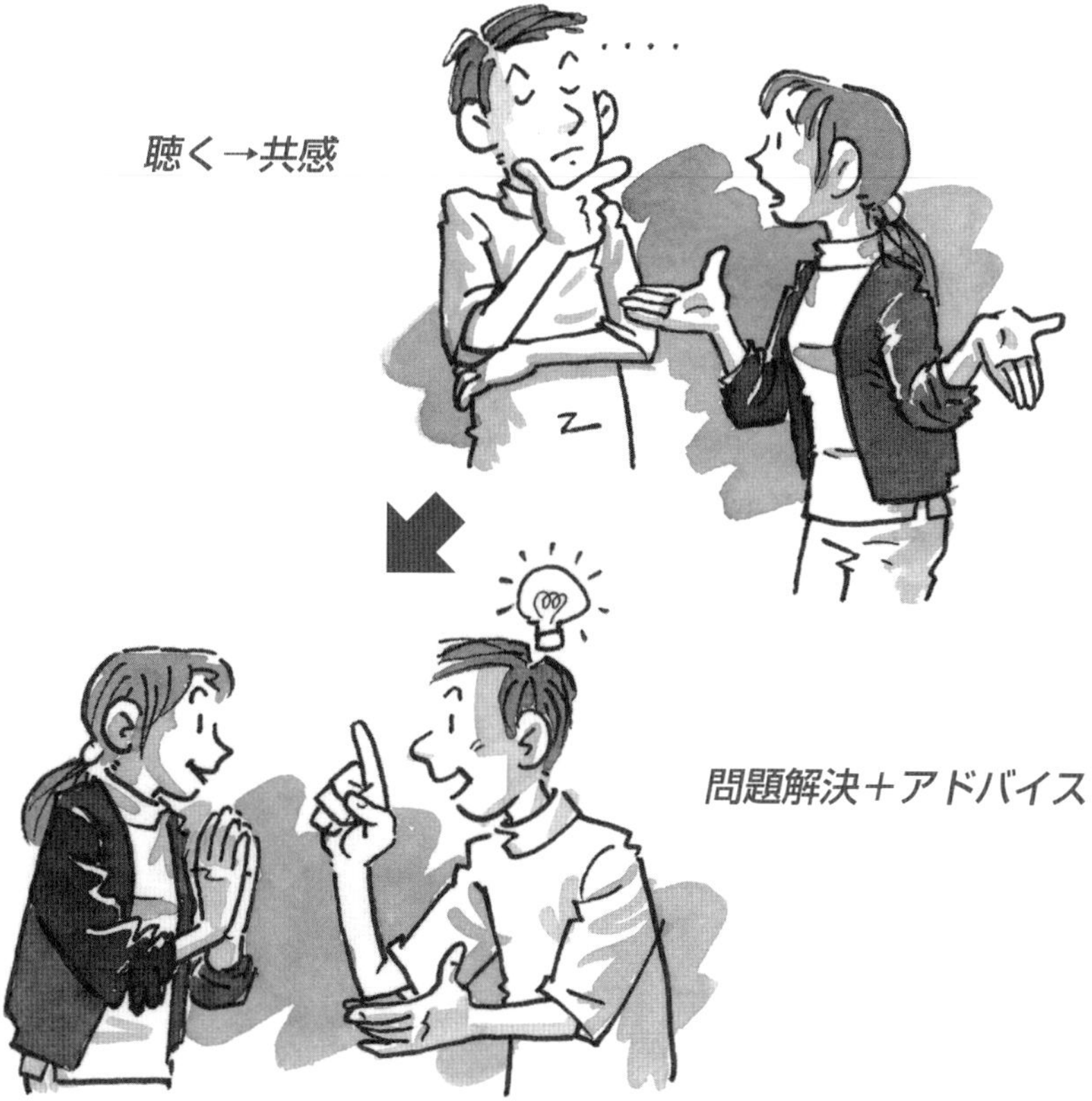

それによって、女性スタッフは「自分の気持ちを先生が聴いてくれない」「わかってくれない」「わかろうとしない」ととらえて、自分は大切にされていない、必要とされていないと思い込んで深く落ち込みます。

男性脳は、物事を分析して理解したいと望みますが、女性脳は話をしてすっきりしたいのです。だから女性はおしゃべりなのです。

ただ仕事を真面目にやらずに、おしゃべりを楽しんでいるように見えますが、女性脳の仕組みがそのようにプログラミングされているのです。


女性スタッフがある日、診療が終わってこんなふうに話しかけてきました。

「院長先生、もう大変だったんですよ〜！　患者様が15分待たされたってクレームをおっしゃられて、あ〜もうムリムリ、ほんとうにきつかった〜」

それに対して院長先生は「そうか！　じゃあアポイントを見直そう！　アポイントの取り方に問題があるんじゃないのかな？　工夫が足りないと思うよ。次からは、患者さんを待たせないような工夫をしていこう！」と、冷静に伝えます。

先生はよい受け応えをされたと思っていますが、実はこれが最悪なのです。女性脳を理解すれば、女性スタッフが本当に伝えたかったのは、アポイントのシステム改善提案ではなく、ただただ感情を聴いてほしい、共感してほしい、話してすっきりしたいということなのです。

ここを知らずに、男性脳で突きすすむと、少しずつ女性スタッフの心が離れ、不満がたまるようになります。とにかく女性は聴いてほしいのです。

この場合、女性スタッフが訴えたい心の感情は――

・患者様に叱られてつらかった
・落ち込んだ気持ちを、院長先生に知ってほしい、わかってほしい
という点なのです。

　ですから、院長先生からは、次のような言葉をかけてもらえたら彼女は大満足です。

「クレームが発生して大変だったね！　急でびっくりしたね。自分が代わりに聴いてあげられればいいんだけど……。受付を担当してもらっていると、こういうクレームを聴かなくてはいけないから大変だよね。いつもありがとう」

　そのあと、「このような思いを繰り返さないためにも、アポイントの仕組みの見直しを、次のミーティングで話し合おう！」となれば、女性スタッフは、素直に先生の提案を受け入れられます。

　院長先生は「私の気持ちを本当によくわかってくださる」「自分を大切にしてくださっている」となるのです。


　女性脳を理解して聴く、共感する……。聴いているときには、けっして問題解決に移らないように注意してください。聴くときは聴くに徹してください。

　そのあと、十分共感し、いたわることを忘れなければ、先生の得意な問題解決やアドバイスも素直に受け入れられるようになります。

5 アドバイスについての男女のとらえ方の違い

男性脳では、他人からのアドバイスを嫌います。

自分の悩みや問題を人に伝えることも、恥ずかしいと感じるし、自尊心を傷つける行為となります。

ですから、自分の中で分析して解決することを好みます。

たとえば、デートでドライブを楽しんでいる途中で、たまたま道に迷ってしまったときなど、彼女が気をつかって道を調べたり、彼女から正しい方向を伝えられたら、男性は内心ムッとします。

穏やかな気持ちで「いや〜本当に助かった。またわからなくなったらよろしくね！」というようには、なかなかいきません。

それは、男としての自尊心が傷つけられるからです。

しかし、女性脳の場合には、提案やアドバイスを人から受けたいと思っています。

自分に興味を持ってくれている、手を差し伸べてくれている行為は、とてもうれしく感じるのです。ただし、それは信頼している人からです。信頼している人からもらうアドバイスや提案は、信頼関係の絆を深める素晴らしいギフトです。

反対に自分が困ったり悩んだりしているのに、放っておかれると、

・冷たい人
・私は愛されていない
・存在価値がない……と落ち込みます。

落ち込みが発展すると、「私はここにいても幸せになれない」「辞めたい」という気持ちになります。

このような気持ちで仕事を続ける結果、三毒（怒る・妬む・愚痴る：89ページ参照）のかたまりのようになり、組織にも悪影響を及ぼすようになります。

ですから、女性スタッフが困っていたり、悩んでいたりしている様子を感じたら、積極的に話を聴きにいきましょう。

「最近、元気がない様子だけど、何かあった？　よかったら話を聴くよ。何かボクにできることはない？」

といって、話に耳を傾けてください。

くれぐれも、話を聴くことと問題解決を区別するようにお願いします。どうしても先生方は問題解決に走りがちですから！

6 仕事の取り組みに対する男女のとらえ方の違い

男性脳は結果重視型。それに対して女性脳はそのプロセスを重視します。

登山を例に例えると、女性は仲間とワイワイおしゃべりしながら登山をすることに楽しみを見出します。そこで見える景色に目をとめて、じっくり味わったり、共感し合ったり、おしゃべりして満足するのです。

しかし、男性は頂上に立つことに執着します。結果にこだわるのです。

院長先生が、患者様にお見せする説明ツールの制作を、女性スタッフに依頼したとしましょう。

歯ブラシの機能や種類を、患者様に提示する資料づくりです。

スタッフAさんは、責任のある仕事を任されとてもうれしく、BさんやCさんにも相談したり、アドバイスを受けながら、手の込んだ資料を作り上げました。

それを見た院長先生は、

「もう少しシンプルでわかりやすい表にしてくれるかな？　ちょっと複雑で見づらい

ね。患者様もこれだと選びにくいし、悩ませてしまうから。だから、この場合は……」と表を分析しはじめ、解決脳が働き出します。

Ａさんは、自分が頑張ったプロセスを、先生に共感・認知・励まし・受け入れをしてほしかったのに、それがないどころか、否定されたと感じてとても傷つきます。

Ａさんの高かったモチベーションは一気に下がり、落ち込んで元気がありません。

先生は、Ａさんが不機嫌な理由がさっぱりわからず、

「ナーバス感情を表に出すなんて、プロとして失格だ」

と、Ａさんの感情を吐き出させることなく、さらにマイナスの上塗りをしてしまいます。もうこうなったら負のスパイラルに陥ります

この場合は、先生の分析や問題解決をひとまず脇に置いて、スタッフＡさんの頑張りを認め、制作プロセスの話を具体的に聴きます。

この過程があるのとないのとでは、雲泥の差を生むことになるのです。

仕事のプロセスを認知されたスタッフなら、心が充足されているので、改善点やアドバイスを聴くための準備ができるのです。ですから、先生のアドバイスやネライを素直に聞くようになります。

先生は、このタイミングをぜひ知っておいて、実際の場で活用していただきたいと思います。

7 消耗品をすすめて販売してほしい院長先生とすすめたくない受付スタッフ

女性脳は、相手からの同情・理解・認知・なぐさめで満たされたいのですから、ことのほか「NO」が苦手です。

相手に「NO」を出すのも、「NO」をもらうのもとても嫌いです。

「NO」があると、自分が拒絶された、批判された、価値を否定されたと受け取り、恐怖以外の何物でもないのです。やがて、自分は必要とされていない価値のない人間であると、ゆがんだ考えを持つようになり、どんどん自信を失い、失望していきます。

そんな女性脳を持つ受付スタッフが、歯ブラシを上手におすすめできないのは当然といえば当然のことです。

なぜなら、真剣におすすめして患者様に断わられたときのショックといったらありません。その時のショックに耐えられない自分の女性脳を、潜在意識が知っているからです。

こんなふうに考えています。

「この歯ブラシ、薬局で買えば安く買えるのに、クリニックで高価な金額でおすすめするのは心苦しいし、きっと断わられるに決まっている。断わられるのは嫌だわ～」

という女性脳が著しく働くのです。

女性脳を理解しない院長先生はこんなふうに伝えます。

「なんでもっと自信を持って患者さんに伝えないの？　クリニックでは、プロの価値が付加されるのだから、薬局で買うよりも高いのは当たり前。そんな弱々しい伝え方じゃあ患者様に伝わらないよ。伝え方を改善するために、そうだ！　機能をもっと専門的に勉強したらいいいよ。ついでにコミュニケーションも学んで、相手に伝えられる言葉も取得したらいい！」

男性脳の強い院長先生なら、まず売れない、すすめられない原因を分析して、問題解決に直行します。ここでは、スタッフへの共感・いたわり・なぐさめ・感情移入などがまったく見られません。

理詰めで責められて（先生は責めている自覚はありません）は、受付スタッフの心のやり場がなくなり、自信だけを失わせるのです。そして「院長は私の気持ちを全然わかってくれない……」となってしまいます。

ここでは、このように伝えましょう。

〔良い例〕

「佐藤さん、いつもありがとう。ところで、歯ブラシが思うようにおすすめできない理由はなんだと思う?」

※まず質問します（デンタルコーチング）。

「自信が持てなくて……」

「そうか。自信が持てなかったのか……。それは商品に対して？ あるいはすすめる自分に対して?」

「両方です！」

「両方だったんだ！ それはつらかっただろうね。商品にも自分にも自信が持てずに、商品を患者様におすすめし続けるのは至難の業だよね。いままで佐藤さんの気持ちをわかってあげられず申し訳なかったね」

※共感し、感情をいたわります。

「あっ……、はい……、実はすごくつらい仕事だったんです。毎日、これが嫌で朝おなかが痛くなっちゃうくらいでした」

「そうだったんだ。そんな思いをさせて悪かったね。早く声をかければよかった……。実はこんな考え方もあるんだけど、ボクの考え方を聞いてもらってもいいかな?」

※十分共感したら、アドバイスをすることの許可をとります。

「患者様からしたら、薬局で買う歯ブラシには、その商品に対する専門的な説明やアフターフォローが何もついてないんだ。うちの医院で歯ブラシを買う場合には、スペシャリストである歯科衛生士の田中さんの説明がつき、いつでも質問ができる環境までついているんだよ。この付加価値に、佐藤さんだったらどのくらいの金額を支払える？」

「う〜ん。いくらの価値かはわかりにくい……。でも、少しくらいならプラスしてもいいかも！」

※とくに女性は、価値を金額や数字に置き換える作業は苦手な方が多いのです。

「たとえば、ボクの行きつけの美容院では、スタイリストを指名したら、１０００円の指名料が付加されるんだ。あれが付加価値というものなんだよね！　さらにトップスタイリストを指名すると、指名料のほかにトップ技術料が追加されて、２０００円も高くなる！でも、ボクはその価値をついつい買ってしまうんだ！

歯科医院の場合も、専門性を付加価値として提供することは、患者様満足につながることだとボクは思う。どうだろうか？

患者様自身が喜び幸せにつながっていると感じることができれば、もっとこの商品にも愛着が湧き、おすすめしやすくなるかもしれないね」

「はい。それならできそうです」

※別社会の例を出したり、共感ゾーンを広げて一緒に味わいます。

「誰のために何をしているのか？　常にそれを意識してみるといいよ。歯ブラシをおすすめするのは、院長のためでも、クリニックのためでもない。患者様の健康と幸せのためなんだ！

そのために、患者様が知らないことを、知識を持った私たちが、心をこめて情報提供をしているんだ。私たちができることは、あくまでも情報提供。答えを出すのは患者様ご本人。患者様の答えを誠実に受け取ればいいんじゃないかとボクは思うよ。佐藤さんはどう思う？」

「ああ。それなら私も納得できます。なにか無理やり患者様に営業させられている気持ちになって、かなりナーバスでしたから。患者様にも押しつけることが悪いな〜と感じてしまっていました。選ぶのは患者様だと思えると、すごく気持ちがすっきりします」

※何のための業務なのか？　この仕事の先には何があるか？　をしっかり伝えることで自分の行っている仕事の理由がわかり、女性スタッフの自立心が目覚めてきます。

問題解決に直行するよりも、こうした話し方をすると、スタッフが目覚めて自立した行動が早くとれるようになります。これが女ごころへの働きかけです。

気持ちを聴き、共感し、なぐさめ、いたわる、この女ごころへの働きかけプロセスは、欠かすことができません。

この女ごころへの働きかけで、スタッフが心の扉を開けてくれるのです。アドバイスはそれからです。また、常にこの状態であれば、先生からの注意やマイナスストロークもうまくキャッチできるようになっています。

8 男性は「共感」することが難しい。だからこそチャレンジ!!

ここまでお伝えしても、なかなか「共感」することに抵抗がある院長先生が多いことと思います。これも、持って生まれた男性脳の特性ですから致し方ありません。

深層心理の部分では、男性は共感しながら話をするのに対して、抵抗感・違和感が大きいのです。

「論理的・勝負型・正論」に価値観をもつ男性脳は、相手の意見をうのみにして、そのまま「そうだね！」と受け止めるのは、低レベルな会話だと思いがちです。自尊心も傷つけられるかもしれません。手を抜いているようで、相手に失礼だと感じられるかもしれません。さらに、恐怖心まで出ることもあります。

男性は、小さな頃から感情を表に出すことを抑圧されて育つ環境にいることが多いため、感情を表に出すなんて無防備で怖い感覚があると思います。

また、普段口にしない言葉は、それだけでも十分に違和感や抵抗感があります。それを重々承知の上で、私は声を大にしてお伝えします。

女性スタッフへ「共感」することに、果敢にチャレンジしてください。これが女性スタッフマネジメントの第一歩なのです。ここをおいて先にはすすめません。

それでは、ここでちょっぴり練習をしてみましょう。

女性スタッフが「先生～、もう受付の仕事って大変なんですよ!!」と不満を訴えてきました。

これに対して、

「何が大変なんだ！　そもそも大変なんて事態がそういつも起こることがおかしいんだ。もっと冷静に自分の仕事を見つめなさい。診療している自分のほうがずっと大変だよ！　まったく!!」

なんて言い返したり、思っていることはありませんか？

反論したり、問題解決をしようとしたりは、今までお伝えしたことを振り返ると女性脳には最悪です。

では、ただ共感だけしてみるのはどうでしょう？

「わかる！　わかる！　そうだよね！」と、先生は頑張って共感言葉を使ってくださっても、これではなにか他人事で、嫌味のようです。本当にそう思っているようには相手には感じられません。投げやりな感じもしてしまいます。

「先生に何がわかるんですか？　受付なんてやったこともないのに！」と、逆に感情を逆なですることにもなってしまいそうです。

難しいですね！　女ごころって！　でも、あきらめないでください。

「そうか〜、大変なんだね！」

とちょっと言葉のニュアンスを変えるだけでも、伝わり方がかなり変わってきます。

「大変なんです」に対して、

「大変なんだね〜」と同じ言葉を使って返す（オウム返し）スキルは、女ごころにとても効果的です。

スタッフは、

「共感してくださっているんだ」

「私の言葉を受け止めてくださっているんだ」

と思えるのです。

「いつも、真面目に取り組んでくれる佐藤さんが、珍しくそんなことをいうくらいだから、かなり大変なんだろうね。いつもありがとう」

と伝えられたら最高です。

この状態になれば、ここから問題解決のためのアドバイスも、素直に受け入れてくれるようになります。

9 女性の言葉を翻訳することから始めよう

男性脳は、表層の言葉を単純に厳密に判断し、分析する習性を持ちます。それは時として、女ごころに余計な火をつけることになるので要注意です。

女性脳をよく理解しながら、女性の表層の言葉で現れてない、その奥にある女性特有の感情を聴きとれるように、翻訳することが大切です。

たとえば、女性スタッフから、次のようなことをいわれたらどうでしょうか。

「先生は、私の話を全然聴いてくれない！」

男性脳の解釈――

「全然聴いてないことなんてあるわけない。少しは聴いている。言葉の使い方が間違えている！」などと解釈しています。

しかし、ここで女性スタッフが言いたいことはそんなことではないのです。

女性スタッフの心のうち――

「先生は、私のことをちゃんとわかってくれていない。昔はもっと話を聴いてくれたり、心配してくれたり、やさしい言葉をかけてくださったのに……、この頃私の存在が見えてないみたいでさみしい。もっと意識して見てほしい。認めてほしいな〜。とくに初めの頃と数年した今との扱いが違うと、ますます不信感がつのるわ〜」と感じているのです。

とにかく、わかってほしい、感情をいたわり、認知してほしいのです。

「みんなそういっています」

男性脳の解釈——

「そんなバカなことがあるか！　みんながみんなそんなことをいうわけはない。たいてい1人や2人は賛成する人はいるもんだ。2：8の法則みたいなものだ、2割の人にわかってもらえていることをもっと認識すべきだ」

女性スタッフは——

この場合、女性スタッフは自分のフラストレーションの度合いを表現して、自分の感情を目いっぱい表した表現をするのです。

時には、詩的で隠喩や誇張をたっぷり使うことがあるのです。

「いつも、受付の仕事をしていると、文句をいったり、クレームをつける人が多くて、本当にストレスがたまる！　自分が否定されたようでとても悲しい。こんな時、先生だけでも私の気持ちをわかってくれたらいいのにな〜。やさしい言葉をかけてほしいな〜」が女ごころです。

それを男性脳で、言葉どおりに受け止めたり、言葉の表層どおりに解釈すると、女性スタッフの本来訴えたかったことが理解できず、期待に添うことができないどころか、女性スタッフに悲しくさみしい思いをさせてしまうのです。

「あー疲れた。もう何もできないわ〜」

男性脳の解釈――

「みんな疲れているし、何もできないわけがない。その気になれば何でもできるんだ。自分の気持ちのありようだ！　オレが悪いとでもいいたいのかな？」

女性スタッフは――

「今日も、めちゃくちゃいっぱい働いて充実感でいっぱい！　先生に褒めてほしいな〜頑張ったねってやさしい言葉で癒してほしいな〜」

そんなふうに思っているのです。

「お疲れ様。そうだね。一生懸命働いてくれているから疲れるよね！　本当にいつもありがとう。キミがいないとこのクリニックはやっていけないよ」

10 驚くことなかれ！　女性スタッフたちの本音

私がたくさんの歯科医院を訪問する中で、男女の違いによる「男女の壁」のあまりの厚さに思わず閉口してしまいます。

男性の院長先生が、女性スタッフを束ね、リードしていくケースの多いこの歯科業界では、男性脳と女性脳の違いを理解し、女性脳へ対応することが本当に大切なのです。

「うちはうまくいっているよ！　スタッフとの関係もばっちり！」なんておっしゃる歯科医院ほど、スタッフの言葉を聴くと愕然とさせられます。あまりにも先生がスタッフの心（女ごころ）を理解されていないのだと痛感させられるのです。

これは、私の配信しているメルマガ（「澤泉仲美子の愛されるキラキラ通信」読者1780名）の読者アンケートの結果です（回答数48件）。

どうぞ、目をしっかり見開いて現実を受け止めてください！

〔院長先生の良いところ〕

- 真面目
- 一生懸命
- やさしい
- 面白い

●よく働いている
●患者さんに親切

〈院長先生に改善してほしい点〉

●話を聴いてくれない
●いったことをすぐ忘れる
●いろいろなセミナーに行ってそのままパクる
●自分の気持ちを押しつけてスタッフの意見を聴こうとしない
●私用を頼む
●認めてくれない
●褒めてくれない
●否定やダメだしをする
●自分の話ばかりする
●仕事中にフェイスブックをしている
●すぐに「よくわからない」という
●カルテの字が汚くて読めない
●診療行為と保険請求のギャップを感じる
●お金がないという
●ほかのスタッフの悪口をいう
●ほかのスタッフと比較をする
●患者さんの悪口をいう
●「うちの患者はデンタルＩＱが低い」という
●機嫌が悪いときがある
●挨拶しても無視する
●言動が不一致
●医院の方向性がわからない、理念がない
●有給がとりにくい（嫌な顔をされる）

以上、アンケートで多かった項目を列挙しました。一番多かったのは「話を聴いてくれない！」「話を聴いてほしい」でした。やはり女性脳の特徴が、ここでもよく表れています。

11 スタッフの声から女ごころを知る

同じく「澤泉仲美子の愛されるキラキラ通信」読者アンケート「歯科助手がやる気を起こす院長の言葉」の回答です〔図表２〕。

認知・励まし、共感している言葉が、本当に多いのがわかります。女性は「愛され、大切

〔図表２〕　歯科助手がやる気を起こす院長の言葉

- ありがとう
- 一緒に働けてうれしい
- 結婚してもずっといてね
- よい提案だね
- すごく勉強しているね！
- 素晴らしい
- やっぱり違うね！
- 笑顔がいいね！
- ○○さんならできる！と信じている
- お陰で安心して治療に集中できるよ
- ○○さんがきてくれたから医院が明るくなったよ
- さすがだね〜
- 成長したね
- ここは、こうしたほうがもっとよくなるよ！
- 助かった〜
- 期待しているよ
- 信じているよ
- 任せられる
- いつも頑張っているね！
- 大変だったね！　お疲れ様
- きっともっと素敵なアシスタントになるよ
- 日本一のアシスタントを目指そうよ
- いつも感謝の気持ちでいっぱいだよ
- あなたを誇りに思う
- ○○さんのアシストだと、治療が本当にやりやすいんだ

にされている」という実感がほしいのです。

その表現の一つが「愛している」という言葉。結婚すると、日本の男性は、この「愛している」という言葉をほとんど口にしなくなりますが、奥様を輝かせイキイキ美しくさせる特効薬です。

一番身近で大切な女性を幸せにできない男性に、女性スタッフを幸せにできる道理がありません。


女性がもっとも恐怖を感じるのが「孤独」です。この精神状態から抜け出すために、彼女たちは愛情を感じる環境がどうしても必要です。

ですから、人からの同情・理解・認知・共感で、自分が正しいと認められ、受け入れられることに存在意義を感じるのです。どんなに疲れたり、傷ついたりしても、この存在意義を実感できれば立ち直っていきます。

これほどまでに女性が愛情を必要としている存在である、と理解している男性は本当に少ないと思います。ですから、男女の壁が厚くなっていくのです。

ぜひ女ごころを再認識してください。女性スタッフには、愛情を注ぎ続ける、それもわかりにくい表現では伝わりません。

ここにあげたように、具体的な認知・励まし・共感のわかりやすい言葉がけ、大切だ・

必要としているという言葉がけ、そして褒めることを日々忘れないで女性スタッフに接してください。

ヤル気を起こす言葉とは逆に、歯科助手を落ち込ませる院長の言葉と行動のアンケート結果をご紹介しましょう〔図表3〕。

もし先生がここにあげられた言葉をふだん使っているようでしたら、要注意です。ぜひチェックして、反省材料にしてください。

〔図表3〕　歯科助手を落ち込ませる院長の言葉

- 〜してあげたのに……！
- だから？
- 要するに？
- ため息をつく
- もっと端的にまとめてから話して！
- それやっといて〜
- もういいよ！
- いっていることよくわからない
- 今は無理
- 歯科助手だから……
- 点数にならない
- 忘れてた
- それはいいから！
- それ必要？
- ちゃんと面倒みてくれ！
- あの患者さんは好きになれない
- 衛生士がいい
- 何度も同じ失敗するな。少しは頭使えよ
- まだ？
- 考え方が甘い
- ダメじゃん！
- バカ！　あほ！
- 精神的に弱すぎる
- オレ忙しいんだよね……
- ○○さん（ほかのスタッフ）はいろいろ経験しているからさ……
- だからお前の世代はダメなんだよ！　だからゆとり教育は……
- 私用で休みすぎ！　休みはセミナーとか勉強会で使うものだ。

12 女ごころは「聴く」で解決！

〔図表4〕　コミュニケーションの内容

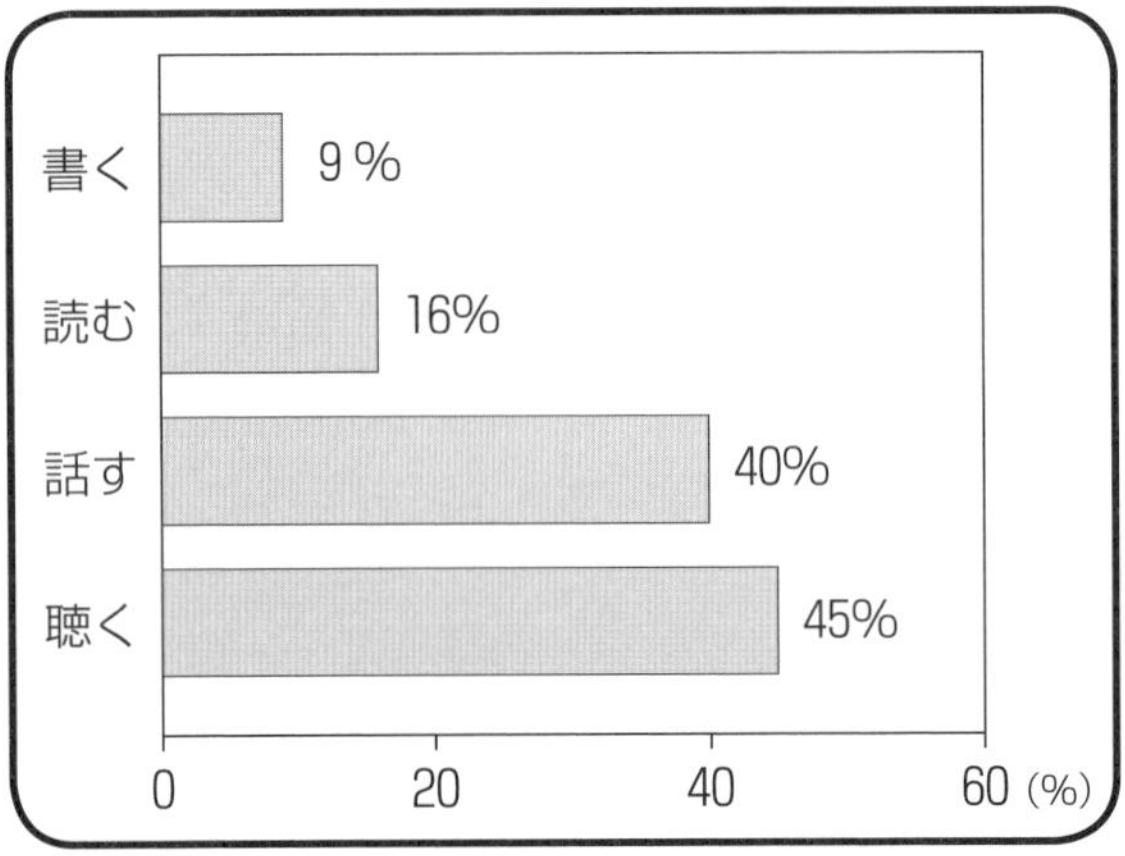

「聴く」は、コミュニケーションの中でどれだけの割合を占めると思いますか？

〔図表4〕はその調査結果です。「話す」より「聴いて」コミュニケーションをとるケースが多いようです。この「聴く」は、今までお伝えした「女ごころ」にも、強烈な効き目を発揮します。女性はとりわけ「聴いてほしい」「わかってほしい」を求める生き物です。

ほとんどの院長先生は、女性スタッフを部下に持っていますが、この調査結果からも、歯科医院のマネジメントやコミュニケーションスキルには「聴く」が何より大切であることがわかります。

では、先生に一つ質問です。

先生は、スタッフの話をしっかり聴くことができていますか？　「聞く」ではなくて「聴く」です。ほとんどの先生が「自分なりにしっかり聴けていると思う」と答えてください ます。しかし、そうおっしゃる先生のスタッフ側に聴くと、「先生は私たちの話を全然聴いてくれない！」と大きな隔たりがあるのです。

私も客観的に見て、スタッフの話をしっかり聴いている先生は、ほんの１％にすぎないと思っています。それくらい「聴くこと」は難しいことです。

そこで、普段の聴き方についてチェックしてみてください。

□人の話を最後まで口をはさまずに聴いている
□自分の考えや価値観をはさまずに人の話を聴いている
□うなづいたり、「うん、うん」などの相づちを打ったりしながら聴いている
□「へぇ～！　ほう！　なるほど！」などと、合間に言葉をはさみながら聴いている
□途中で、自分の話を持ち出し、会話泥棒になるようなことのないようにしている
□「それは違う！　その考えは間違っているよ！」と評価判断することはない
□沈黙が起こっても相手が話すまで待つことができる
□アイコンタクトをとりながら聴いている
□相手のペースに合わせて、うなづき・相づち・返事をするペーシングを意識している

□共感や認知を表現する言葉を何度も使っている。「そのとおり！」「素晴らしい！」
□大事だな！　ポイントだな！　と思う言葉を拾って繰り返している。「大変だったんだね」楽しかったんだね」「痛くてつらかったんだね」「映画を観たんだね」

どのくらいチェックがつきましたか？

聴くとは、コミュニケーションスキルでももっとも重要なツールです。

本当の「聴く」ができれば、驚くほど素晴らしい人間関係を構築することができます。

私はパーソナルコーチでもあるので、ことのほかこの「聴く」については専門的に勉強をしています。

コーチとして「聴く」の難しさや「聴く」の素晴らしさを、身をもって体感することで、本来の「聴く」を先生方にお伝えして、女性スタッフのマネジメントに大いに活用していただきたいと願っているのです。しかも、これまでずっと語ってきている「女性脳」を喜ばせるには、これ以上ない最高のツールが「聴く」なのです。

コーチとしての「聴く」はいわゆる傾聴です。スタッフや患者様への聴くも「傾聴」が基本です。実は、傾聴は非常に奥が深く難しいスキルなのです。

傾聴を行うためには、〔図表5〕のような心構えが必要です。

いかがですか？　ご自身の聴き方を振り返ってみて、この6項目の「聴く」の心構えが

〔図表５〕　「聴く」の心構え（クリアポジション）

①	話し手の話に、事前に先入観を持たない！　心は真っ白なキャンバスをイメージする。
②	相手がしゃべっている間は、自分の思考を抑える。評価しない。自己解釈しない。
③	相手が話し終わるまで口をはさまない。
④	否定的な接続詩を使わない……「でも」「しかし」「だけど」
⑤	沈黙が訪れても、自分から話さないでできるだけ待つ。相手がまだ話したいことを考えている場合があるから。
⑥	自分の話に取り込まない。自分が話し手になろうとしない(会話泥棒)。

できていますか？

相手の話を聴くときには、こちらの思い込みや先入観をすべて捨てて、真っ白な気持ちになって聴くことが大事で、これを「聴くのクリアポジション」といいます。

クリアポジションで聴いてもらえた人は、非常に満足します。

「ああ、本当に私の話を聴いてもらえた」「私の気持ちを聴いてもらえた」「大切にしてもらえた」「話せてすっきりした」「うれしい」……。

そんな気持ちになれ、心がどんどんオープンになって、信頼関係が深められるのです。

傾聴を行うためには、この「聴くのクリアポジション」を心構えとし、実際に習慣づけてください。

第2章

歯科助手が良い歯科医院のポジショニングを決定づける

1 歯科助手が歯科医院経営のカギを握っている!

歯科助手は、歯科医院で働く人の中で唯一ライセンスを持ちません。

これを陽転思考でとらえると、ライセンスを持たないからこそ、専門職以外の分野でプロになれるわけです。つまり、俯瞰して、医院全体を見渡せるからこそ、医院運営を把握し、舵取りが可能になるのです。

歯科医院運営の中心となり、医院を把握できるプロの歯科助手の存在があるかないかが、歯科医院の成功に大きく関与することになります。「あの歯科医院は受付スタッフの対応がよい」ということで、通院したい歯科医院の第1位にポジショニングされるほどです。

もちろん、歯科医院内では、専門職である歯科医師や歯科衛生士が主役になりがちですが、専門職をさらに磨いていただくためにも、それ以外の運営を任せられる優秀な存在が歯科医院の現場では必須です。これがプロ歯科助手です。

私が教育に携わった歯科助手たちからも、このような医院運営を一手に担える人材を発掘しております。

歯科医院の現場でも、育てあげられたプロの歯科助手がたくさんいます。彼女たちは、

〔図表6〕　**プロの歯科助手の仕事内容**

- 院内マニュアル作成（マナー・接遇）
- 年間行事の決定および運営
- 在庫管理
- 雇用条件の把握
- スタッフとの個人面談
- レセプト業務
- 年間スケジュール作成
- 院内の収支の把握
- 関係業者とのやりとり
- 面接官
- 受付業務
- 診療介助
- 衛生管理（滅菌・院内美化活動）
- カウンセリング（初診時・補綴時・終了時）
- 患者様相談窓口
- マーケティング業務（ホームページ更新、ブログ更新、フェイスブック、医院新聞作成）
- 秘書業務（お中元・お歳暮、お礼状、季節の飾りつけ、接客、接待、院長との同行、院長のお付き合いの方へ開業祝や改装祝い、医院見学の対応、会食の同席）
- 全体ミーティングの運営
- スタッフの評価
- スタッフ教育
- ニュース・新聞・インターネットでの一般常識の取得

スタッフリーダーとして、また歯科医院の事務長として、そして副院長として、医院内のポジションを築き上げ、立派に活躍をしています。

歯科医院を運営しているプロ歯科助手の仕事内容を一部紹介しましょう〔図表6〕。

実際、これらを、1人ですべてこなす歯科助手の存在があるのです（55ページ参照）。

院内の歯科助手を生かすも殺すも、院長先生次第です。

2 プロの歯科助手育成がすべての患者様の幸せにつながっている

一方、歯科助手がライセンスを持たないことで、弊害も多数あります。彼女たちのモチベーションを著しく低下させたり、社会的な評価や価値を低くしたりする要因にもなっています。その結果、優秀な歯科助手たちが、この歯科業界を離職していく様子を見て、私は本当に切なく悔しい思いで過ごしています。

優秀な人材の離職率が高いことは、歯科業界において大きな損失です。誰かが何かをするのを待つのではなく、私ができることを具体的な行動で示していこう！　今、そう動き始めています。

歯科助手が仕事に誇りを持てるステージを提供し、歯科助手をプロフェッショナルに再教育することを、私のミッションとしています。

歯科助手がプロフェッショナルになることで、歯科医師が本来の歯科医師業務に専念でき、歯科衛生士が本来の歯科衛生士業務に専念できてこそ、最高のステージが整うのです。ひいては、患者様にクオリティの高い歯科医療を提供できることにつながり、すべて患者様の幸せにつながります。

3 全国でプロとして活躍する歯科助手がたくさいる

ここで、全国で活躍するスーパーな歯科助手を4名ご紹介してまいります。

私がスタッフ教育やセミナーをする中で出会い、彼女たちからたくさんのことを教えられました。心から感謝しています。まずそのうちの一人、田上さんをご紹介します。

田上さんは、私の母校でもあり、教員として勤めていた学校法人三幸学園の卒業生で、後輩にあたる存在でもあります。とにかく驚くほどの努力家さんで、地道に着実に見えにくい努力を刻み込んできた方です。

通常、スタッフの出勤時間の2時間前には出勤し、その日の医院の流れを把握します。すべての患者様やスタッフの業務の流れを確認し、大事なことをピックアップして朝礼に臨みます。

仕事内容は、カウンセリング、受付サポート、診療介助、院長秘書業務、マーケティング業務、在庫管理、ミーティング運営、患者様の相談役、季節ごとのイベントの企画運営、一般事務、その他、とにかくありとあらゆる歯科医院の運営業務を一手に引き受けます。

歯科医師と歯科衛生士が行う診療以外を、すべて1人でこなす、まさにスーパー歯科助手なのです。

田上さんの1日を紹介しましょう〔図表7〕。

1日のスケジュールをご覧になれば一目瞭然。

歯科助手がいかに重要な業務を受け持ち、医院を運営する大切なポジションの人材かおわかりいただけると思います。

田上さんにインタビューする中で印象に残ったのは、

「患者様の笑顔を見るために、日々、当たり前のことを当たり前にこなしているだけです……」

という言葉です。

これだけの業務を、責任を持って遂行しているにもかかわらず、すっと出てくるのはこのような謙虚な姿勢でした。言い換えると、患者様の笑顔のためという志が、高い能力を育み、モチベーションを維持されているのでしょう。

田上さんが勤務する草津駅前デンタルクリニックさんは、寺村院長先生とスタッフが7名。スタッフの構成は歯科衛生士5名、受付1名、歯科助手1名（田上さん）です。歯科助手である田上さんは副院長というポジションにつき、スタッフのマネジメントや医院経営も受け持っています。

〔図表７〕　田上さんの１日

7:30	医院到着	シャッター開け、テント出し、院内電気、空調スイッチ、滅菌スイッチ パソコンメイン立ち上げ、乾燥機スイッチ、コンプレッサースイッチ、各チェアスイッチ、各チェアＰＣ立ち上げ、消臭剤、アロマセット、アイパット立ち上げ、モニタースイッチ、受付モニター、メール確認・返信、在庫確認・発注、随時業務、薬液作り、各チェア配置、流し台周りセッティング、朝掃除当番表に従い担当場所の掃除、片付け、当日来院患者さんチェック、カウセリング資料作成、同意書や保証書作成
9:10	スタッフ出勤	
9:20		掃除、準備手伝い、タオル片付、トイレ掃除、観葉植物水やり、在庫補充
9:50	朝礼	
10:00	診療開始	診療介助
13:00	お昼休憩	患者さん連絡、業者連絡、午後診療準備、メール確認、随時業務 院長とのミーティング、スタッフとのミーティング
14:15	午後診療準備	滅菌
14:30	午後診療開始	診療介助 ※時に患者さんからのご相談やクレーム対応も含まれる
19:45	終礼	
20:00	スタッフミーティング 院長ミーティング	
20:15	患者さん連絡	メール確認
20:30		自費患者さん入金確認、自費カルテ記入、領収書確認
20:45	メールチェック	返信・転送
20:50	雑務	在庫発注やチェック、患者さんへ手紙、業者打ち合わせ、月末は在庫入力、雑費売上げ入力、自費患者さんリコール率入力、自費患者さん中断管理、ミーティング準備
22:00	帰宅	

4 スーパー歯科助手４人へのインタビュー

◆**田上　教子**／草津駅前デンタルクリニック／歯科助手歴14年

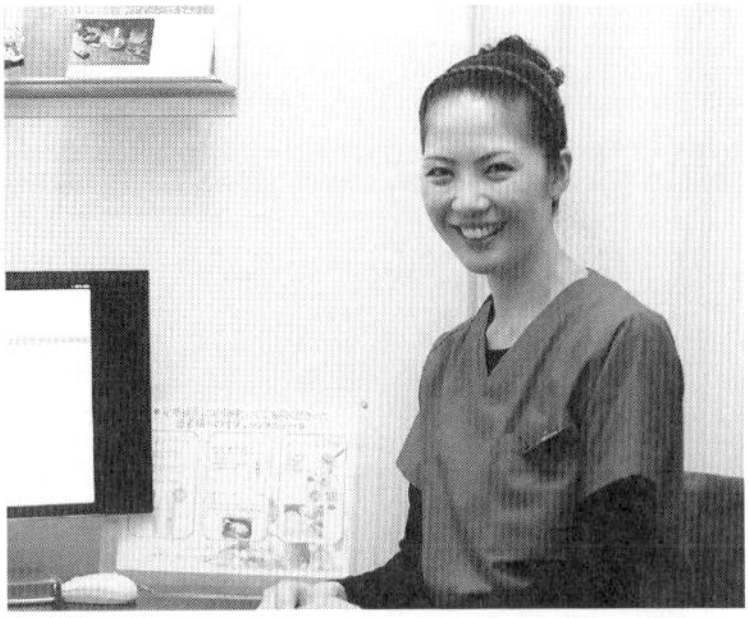

主な業務は、診療介助業務・コンサルタント業務・スタッフ教育・医院運営業務。

患者さんの喜ぶ顔が見たいから。スタッフの喜ぶ顔が見たいから。「信じてやり続ければ奇跡は起こる」――どんなことも信じる心を大切に、諦めずにやり続けることをモットーに、感謝の心を胸に、全力で取り組んでいます。

【歯科助手のやりがいについて】

ライセンスがないからこそ、やれることがたくさんあります。そこを磨き、患者さんやスタッフの喜ぶ顔が見られるところです。自分にしかできないことを作り上げていけるところです。

【プロの歯科助手としてあなたが極めてきたこと、努力したこと】

・アシスタント業務を磨くこと。

・時間内に診療が終わるように、１日の予約状況・治療内容を把握することで、事前準備や片づけを円滑に行うこと。
・診療中の器具の受け渡しや準備・補助のタイミングをつかむこと。
・患者さんとのコミュニケーションを磨くこと。日常会話から、生活リズムや家族構成など会話を楽しめます。そこから、医院にとって大切な情報をたくさん収集し、その内容は医院の財産として共有していきます。
・患者さんの話を「聴く」を磨くこと。患者さんと医院とのかけ橋となるように、患者さんの心の声に耳を傾けてきました。患者さんにより近い立場の私たちだから話せる環境をつくること。
・ほしいを形にしたこと。患者さんがこの情報をほしいだろうなと感じたものを作製してきました。ツールや掲示物など、これがあればいいなと感じたものを作るようにしました。
・患者さんと寄り添い、最後まで一緒にゴールを目指すこと。記録を残しておき、振り返れるように、共有できるようにしました。
・私だから気がついたことを、仕事にしてきたこと。自分のポジションを自分で作っていきました。
・家族や私自身が来院したい、通いたいと思うクリニックにすること。衛生管理面、対応、治療、環境など、そのための努力をしてきました。

【モチベーションの根源はなんですか?】

患者さんの笑顔と感謝の言葉。スタッフの笑顔と感謝の言葉です。自分自身が笑顔と感謝の言葉にあふれているように心がけています。

【5年後目標】

・医院としてはチーム医療を確立すること。

・個人としては、歯科助手の私が気づいたこと、やってきたことを伝えることによって、多くの歯科助手の方が誇りとやりがいをもって、歯科助手を愛して働いていただけるようにお手伝いすること。

【院長　寺村俊先生のご指導】

・私のやりたいようにさせていただいているな、と感謝しております。もちろん、院長のご指導があっての上ですが、私がやりたいことを相談すると、いつも力になっていただけるところです。

・任せていただけることに、信頼感を感じ、モチベーションにつながります。そして、何かあれば守ってくださる安心感があります。

・学びの機会を、たくさん私たちに与えてくださいます。

◆**新谷　順子**／医療法人ゆめはんな会 ヨリタ歯科クリニック／歯科助手歴10年。

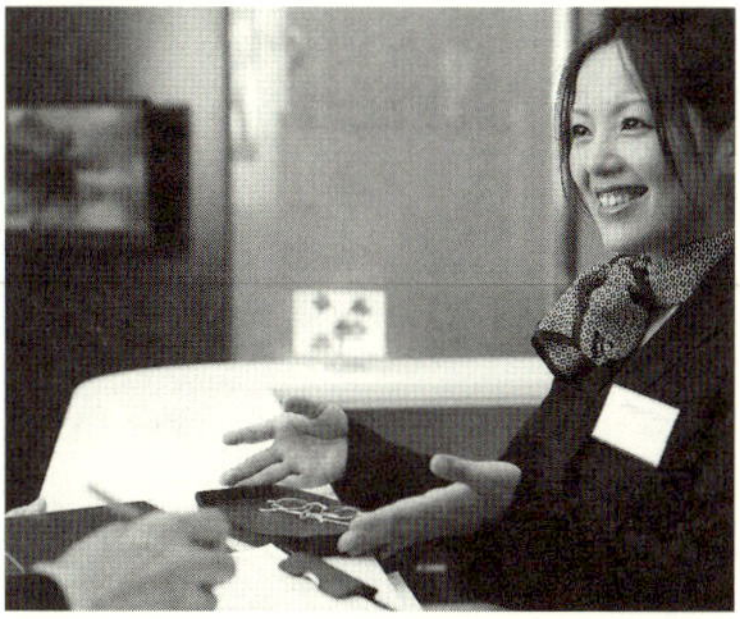

主な業務は、受付の「スマイルクリエーター」「健康プロモーター」「感動クリエーター」として活躍し、新人教育、企画、ブランディング、新規医院事業など、幅広い業務を手がけています。

いかにスタッフと経営者がイキイキと輝き、ワクワク楽しい職場づくりができるかを模索し、学び、実践中。その成功例・失敗例すべてを包み隠さず、全国での講演活動にて発表しています。

スタッフが主役になれる医院づくり・医院ブランディングなどについて、歯科業界向けに講演するほか、企業向けには大手から中小企業まで、ワクワク楽しい職場づくりやサブリーダー論などの講演をこなしています。

【歯科助手のやりがいについて】

低迷している歯科業界で、まだまだやるべきことがたくさんあります。

・患者様の豊かな人生をサポートすること。
・歯科業界で働く人のやりがいをサポートすること。
・歯科の「怖い、痛い、行きたくない」のイメージを楽しいものにすること。

そのためにしている今の仕事に、やりがいを感じないわけがありません。

【プロの歯科助手としてあなたが極めてきたこと、努力したこと】

・何にでも、対応できるメンバーになること。

・私は歯科の資格がありませんから、逆に専門職のこと以外は、健康プロモーター、初診カウンセラー、スマイルクリエーター、感動クリエーター、面接官、院長秘書、新規医院の立ち上げ、スタッフ教育、講演活動など、すべてチャレンジしてきました。

・歯科医院では、専門職であるドクターやDHが主役となりがちですが、中心となり、医院を把握できる歯科助手がいるか、いないかが、その医院の良さを位置づけます。そのため、逆に医院の便利屋になろうと思ったのです。

・知識がないため、人に頼まなければ、私はずっと、自らの仕事を作り上げることはできません。そのために、たくさんの努力は惜しみません。

【モチベーションの源泉はなんですか?】

利他の精神。チームメンバーや院長や患者様が喜んでくれると思えば、自然と力が湧いてきます。結局、それが自分の笑顔にもつながります。

【5年後の目標】

・もっとチームメンバー、医院のやりたいことを叶えてあげられる人になること。

・歯科業界の底上げ。

・歯科助手の地位UP。
・日本にワクワク楽しい職場がもっとできること。
・子どもたちに夢と希望を与えること。

【院長　寄田幸司先生のご指導】

・人が育つ土壌を作っているところ。育てるではなく、自ら育つ環境づくりを徹底しています。
・医院は、メンバーの新人教育～幹部スタッフに至るまでの教育にかける環境や費用を惜しみません。
・働くスタッフ・医院をいかに良くするかではなく、医院で働くメンバーが、いかに楽しく仕事ができるかを考え、常に改善していきます。
・メンバーがワクワク楽しくなければ、患者様にワクワク楽しいものを提供することはできません。

◆我孫子　真奈美／山下スマイル歯科／歯科助手歴16年。

主な業務は、アシスタント業務、レセプト業務の他。「笑顔・感謝・健康・情熱」をモットーに、スタッフ一丸となって、患者様の健康に貢献できるよう、日々診療補助を行い、さらにスマイルコーディネーターとして、現在はカウンセリングや診療のアシスタントを行っています。

【歯科助手のやりがいについて】

資格のない職業ですが、医療機関なので、基礎的な知識を学ぶことができます。特殊な世界ですが、多方面から学んだことを仕事に活かし、発揮できることが多々あります。自己の成長につながる職業だと思っています。

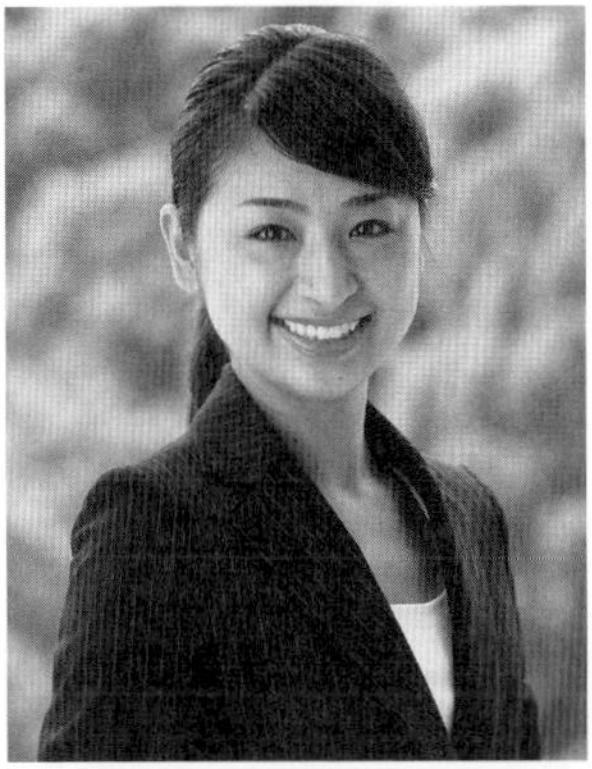

【プロの歯科助手としてあなたが極めてきたこと、努力したこと】

・診療のアシスタント業務では、治療がスムーズにすすむような訓練や工夫。
・医院内外の清掃や美化活動をスタッフと協力し行ったこと。
・受付を長年担当していた頃は、自分のファンになっていただけるように、積極的に行動し関係を築いていったこと。
・カウンセリングを進化させるため、外部セミナーへ学びに行き、改善し定着させたこと。他のスタッフのカウンセリングの教育も担当。
・院内の患者接遇リーダーとして、セミナーで学んだことをシェアしていったこと。
・院内で企画した講演会で、交渉や運営、企画などを担当し司会を務めたこと。
・㈱オフィスウエーブで、初の現役歯科助手講師としてデビューしたこと。

・講師経験から得るものは、はかりしれなく、院内に還元できるようにしていること。

【モチベーションの根源はなんですか？】

仕事は、自己の成長のためになります。自分が職場で磨かれ、医院のため、患者様のために活躍でき、それを実感できます。

【5年後目標】

今よりさらに学び、成長し、大きくなり、歯科助手の方や周りの方に吸収してきたものを与えられる人でありたい。

【院長　山下圭造先生のご指導】

いつも一人ひとりを見ていてくださり、一人ひとりと話す時間を作って向き合ってくださいます。そして、いつも夢や目標を応援してくださいます。また、自分に適した、鋭いアドバイスもくださいます。

現状に満足するのではなく、常に前を見て目標を目指す意識などを教えてくださり、とても感謝しております。

◆池田　加奈子／医療法人誠仁会 りょうき歯科クリニック／歯科助手歴24年。

【歯科助手の仕事のやりがいについて】

・患者様の笑顔。そして理事長はじめスタッフや自分のかかわるすべての方の喜びは、自分にとっても嬉しく感じますし、やりがいを感じます。
・とくに嬉しい患者様のお言葉は「あなたがいてくれたから、頑張れた」「声が聞こえるだけで安心する」というお声をいただいたときです。
・当院にはドクターが複数勤務していますが、担当しているドクターは1、2人です。そのドクターに「診療しやすい」という言葉をいただいたり、それ以外のドクターから、アシスタントとしてついてほしいと要望されると、やはり気持ちは上がります。

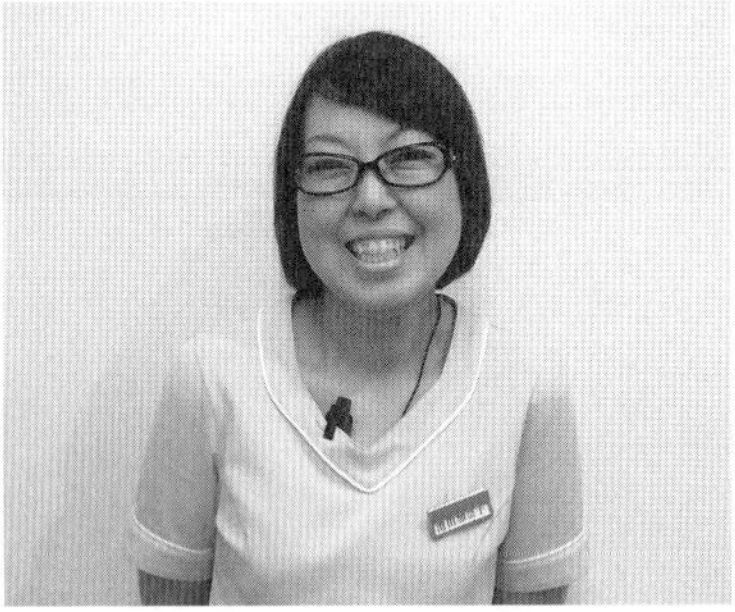

また、患者様や受付業務のスタッフが、自分たちの姿を見てアシスタント業務に興味を持ち、アシスタントとして働き成長していく姿を見ると嬉しいです。

【プロの歯科助手として極めてきたこと、努力したこと】

一番は、とにかく続けるということではないでしょうか。
歯科受付業務からスタートし、今年で24年目になりますが、今でも健康になっていただきたい気持ちで、ドクター、歯科衛生士とともに、患者様に接するということを心がけています。
アシスタントとしての勉強とは別に、ドクターやDHと同じ勉強会や学会に参加し、ドクターのやりたいこと、していこうとしていることを理解して、常に新しい治療や進化する歯科医療という現場で、そういった知識・技術を自分なりに取り入れ、提供できるよう努力してきました。

【モチベーションの源泉はなんですか？】

患者様から、治療を終わられて「ありがとう」の言葉をいただけたとき、また定期健診にきていただいたときに、近況などをご報告などしていただいたりすると嬉しいですし、もちろんお手紙やお菓子など、形にしていただくととても嬉しく思います。

スタッフや院長・ドクターからの「ありがとう」も、毎日のモチベーションアップになっています。思えば、初めて褒めていただいたことは仕事の内容ではなく、スタッフに入れたコーヒーの味でした。

誰かのためにという気持ちが、私の一番のモチベーションとなっていると思います。

【理事長・院長　領木誠一先生のご指導】

常に自分の可能性を信じて仕事を与え続け、活躍のステージとチャンスをいただけているということ。時に厳しく、そして時にやさしくアドバイス・ヒントをいただいているということに、とても感謝しております。

スタッフにとって、理事長は非常に偉大な存在であると思っております。

5 歯科助手を輝かせる院長先生たちへのインタビュー

素晴らしい歯科助手に、輝けるステージを提供している、女ごころのわかる院長先生をお二人ご紹介します。

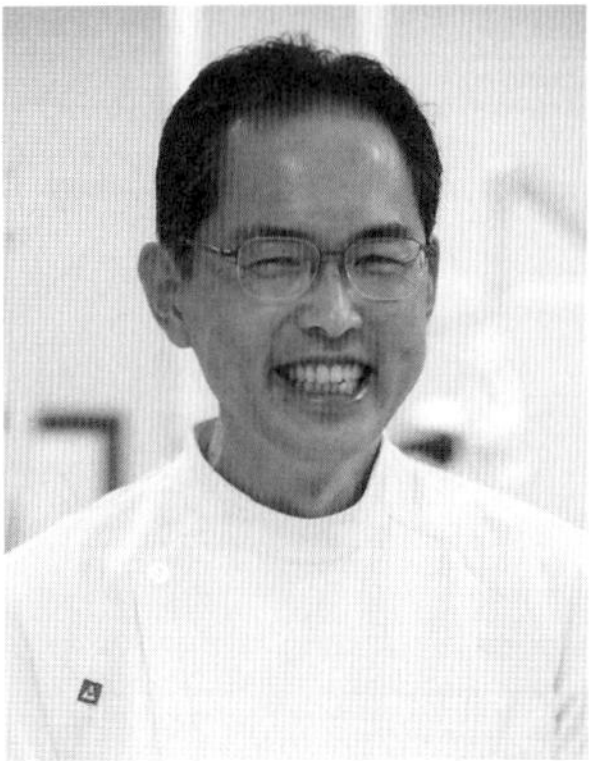

◆酒井　直樹／酒井歯科医院院長（福島県いわき市）

①歯科助手にどのようなステージを与えていますか？

当院は、院内に14～15台のPCを配備し、口腔内写真をベースとしたプレゼンテーションをはかっています。そこに至る準備は、歯科助手さんに任せて、コミュニケーションの一助にしています。

実際に手を下す歯科医師・歯科衛生士以上に、患者さんとコミュニケーションの時間を多くとって、医院の安心感をアピールする役割をお願いしています。

②歯科助手が実際にどのような活躍を見せてくれていますか？

私の腕は2本しかありません。当然、治療時の介補・介助はお願いしますが、それ以上に、お待ちいただく患者さんとの会話を重視してもらっています。

コーディネーターというほど特化させた専門職的なモノではありませんが、お待ちいただく時間の有効活用として、歯にかかわること以外でも、積極的にコミュニケーションをとることに努めてもらっています。

③どのようなとき、歯科助手のモチベーションが上がりますか？

院長が何かを指図して動いてもらうときではなく、自発的に患者さんへの働きかけをしてもらう、そのタイミングが歯科助手さんの真骨頂発揮の瞬間のように思っています。

彼女たちも医院運営の担い手になっている自覚が得られ、より良き医院アピールにつながっているのではないでしょうか？

④歯科助手を教育する上で、先生が気をつけられていることはなんですか？

せっかく一つ屋根の下で、本人にとって貴重な若き日々の多くの時間を過ごしていただくことになるわけですから、当院が「人間形成・成長の場」に相応しい場所であれば……と常に願っています。

⑤今後さらに伸ばしていきたい歯科助手教育はどのようなことですか？

歯科衛生士さんと異なり、専門機関での教育を受けていない彼女たちですが、スキルという意味よりも、コミュニケーション能力の開発に力を入れていきたいと考えています。

接遇に関しては、当然　院長も素人ですので、オフィスウェーブさんのような良きサポーターに依頼することでの「教育」ができればと考えています。

⑥歯科助手にはどのような可能性が秘められていると思いますか？

歯科医師は、先生などと呼ばれてはおりますが、少なくとも私はそれに相応しいほどの人格者でもありませんし、残念ながらスタッフ教育などができる器ではありません。だとしたら、そこはプロにお願いするのがよいだろうと考え、澤泉代表に教育をしていただくことにしました。せっかくの良き機会ですので、私も一緒に受講しております。

平成23年3月8日。澤泉代表のその日のテーマは「陽転思考」。何事も一面から見るだけでなく、あらゆる角度から注視することで、違った側面が見え、プラスの方向に気持ちを切り替えることができませんか……という提唱であり、アドバイスでした。

保守的な50歳の歯科医師（自分）は「そんなことといってもなぁ……」と、少し否定的。でも、娘のような10代・20代のスタッフたちは、目を輝かせて聴いていました。

忘れもしない、その3日後の3月11日。かつて経験したことのない揺れに、当院は凄まじいまでの被害を受けました。外壁のタイルは落下し、壁のクロスは破れ、天井埋め込み型のエアコンは完全にずれ、パソコンはあちこちで落下。カルテや書類は、足の踏み場もないほどに散乱し、ガラス製・陶製の花器類はコナゴナに砕け散りました。

それなりの人生経験をしてきたつもりの私でも、完全に茫然自失状態に陥ってしまいましたが、そのとき、真っ先に「皆さん、お怪我はありませんか？」「ご安心ください！」と叫んでくれたのが、当院の歯科助手さんたちでした。

機転を利かして患者さんの誘導を安全に終え、彼女たちにとっても、自身の肉親の安否がわからない中、患者さんの医院からの退避・帰宅が完了したその直後から、散乱した院内の片付けに着手してくれたことには大いに感謝したものです。

余震がある程度収まった1時間後。最後に全員で1箇所に集まった際、あまりの被害の大きさに、院長としての立場を忘れて今後の不安を隠せなくなっていた私に対して、10代のスタッフがかけてくれた言葉は忘れることができません。

「先生、澤泉さんがおっしゃっていたじゃないですか、大丈夫、陽転思考でいきましょう！」

スタッフにとって、オフィスウェーブさんのスタッフ教育がこんなふうに活かされていたことを初めて悟った瞬間でした。

◆今井恭一郎／医療法人社団大志会 今井歯科院長（埼玉県八潮市）

①歯科助手にどのようなステージを与えていますか？

ひと言で「歯科助手」といっても、業務内容は多岐にわたります。共通した業務内容としては、技術職（歯科医師・歯科技工士・歯科衛生士）との橋渡し業務ではないでしょうか。

橋渡しとは、業務連絡の伝達や臨床業務における診療補助だけではなく、患者様のお気持ちの代弁者としての機能を含みます。これは、患者様に一番近いポジションで仕事をされる、歯科助手ならではの特徴であると思います。

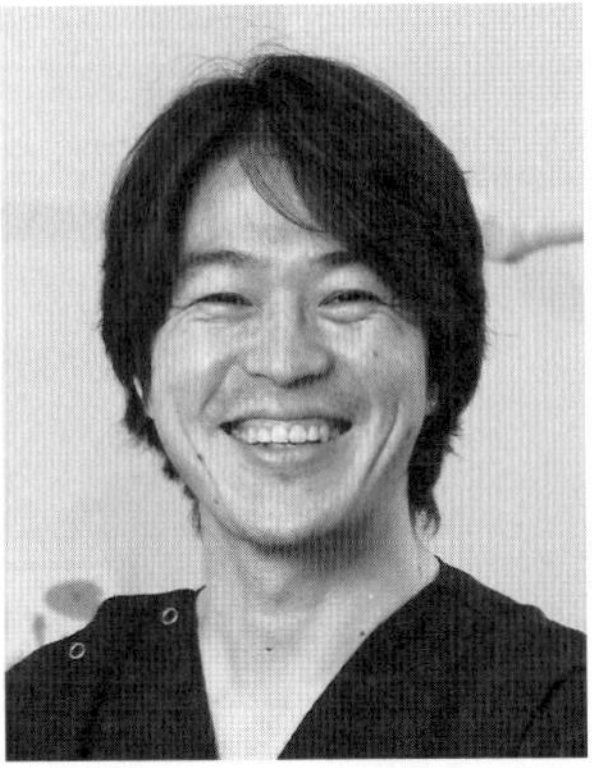

②歯科助手が実際にどのような活躍を見せてくれていますか？

歯科助手は、業務内容から、①診療アシスタント、②受付、③事務、④トリートメント・コーディネーター（TC）、⑤クリーンスタッフ（滅菌・衛生業務者）、⑥食育インストラクター、⑦エステシャントレーナーなどに細分化されると思います。

当院では、一部重複しながらも、①～⑤までの部門ごとに歯科助手が活躍しています。どの部門も、患者様の想いや技術者の考えの先を読む力が必要な業種です。

③どのようなとき、歯科助手のモチベーションが上がりますか？

まずは、患者様からの「ありがとう」の言葉でしょう。次に、院内に自分しかできない業務が明確にあることや、組織の中のポジション（部門長、主任、チーフ、マネジャーなどの肩書き）が、モチベーションを上げると思います。

そのためにも、院内の良好な人間関係が大切と思いますので、日々の何気ない会話だけでなく、個人面談などのコミュニケーションがとれる時間を大切にしています。

④歯科助手を教育する上で、先生が気をつけられていることはなんですか?

自分で学び、行動し、解決していく力――つまり「自主性が育つ環境づくり」に気をつけています。自主性を養うためには、院長が極力、口を出さないことではないかと思っています。

以前は、院長として、ついつい男としての視点で、こうすれば近道と感じることを伝えていましたが、女性にとっては、自ら感じとり行動することが誇りにつながり、仕事に対してのやりがいに結びつくのではないでしょうか?

また、適材適所に人員を配置するためにも、「歯科助手一人ひとりの特徴をつかむこと」が、大切であると感じます。本人の憧れだけでは、仕事にはなりません。それが、クリニックのマイナスにつながるだけでなく、彼女自身の自己愛をもつぶしかねません。それを見きわめてあげることが大切だと思います。

⑤今後さらに伸ばしていきたい歯科助手教育はどのようなことですか?

これからの歯科助手業務においては「コミュニケーション能力の向上」と「専門的知識の習得」が重要だと思います。もちろん、コミュニケーションとは、言葉だけでするものではありません。しぐさや態度など、人は五感で感じとるものです。一流といわれるお店やホテルでの体験的な研修が大切でしょう。

歯科医院は医療現場であり、この仕事に興味を持っていただくためにも、まずは専門知識の向上が大切です。ＯＪＴとoffＪＴのバランスを保ちながら、日々向上できればと思っています。

⑥歯科助手にはどのような可能性が秘められていると思いますか？

歯科助手は、歯科医院にとって欠かせない存在です。彼女たち一人ひとりの個性を理解し活かしていく必要があります。それによって、院内に大きなプラスの輪ができ、患者様や関係する業者様を巻き込み、歯科医院が一体化できるのではないでしょうか。

歯科助手業務は、私たち技術職者ができないことばかりです。患者様のお気持ちの一番の理解者になれるのですから。そういった意味では、歯科助手の可能性は無限です。しかし、活かしきれていない歯科医院が大半であり、その一番の原因は私たち院長にあるのでしょう。私も柔軟な心で忍耐強く彼女たちの成長を見守る必要性を感じています。

院長であり経営者である私たち歯科医師は、勤務する者全員が個性を伸ばし、能力を発揮し、イキイキと働き続けられる環境をつくるためにも、主人公ではなく、常に舞台にスポットライトを当てる「照明係」でいなければと思います。

歯科助手が、歯科業界に革命を起こしてくれることを期待しています。

第3章

プロが教える！　歯科助手教育の実際

1 ニッコニコニコー笑顔の訓練を！

独立開業以来、デンタルスタッフの教育に携わる私から、ご提供しているスタッフ育成セミナーの中で、とくに人気の高い内容をダイジェストでご紹介します。

日頃、先生がスタッフ教育でお伝えになっていることも多いかと思いますが、どうしてもうまく伝えられない、とくに笑顔の指導が難しい、考え方を伝えても、素直に聞いてもらえない、というご相談をいただきます。親心は、子供にはなかなか届かないものです。

女性への指導は女性同士、また多少の距離感も効果的です。外部の指導機関はたくさんありますので、ご活用なさるのも一つだと思います。

〔ニコニコ笑顔じゃ足りない！〕

スタッフに一番大事なものは「笑顔」です。しかし、笑顔に指標がありません。

笑顔は、誰のために何のためにするのでしょうか？

「患者様の不安を取り除き、少しでもリラックスしていただきたい」「少しでも気持ちが晴れて、良いコンディションで過ごしていただきたい」――そんな想いを顔で表現する

〔図表8〕　**3種類の笑顔**

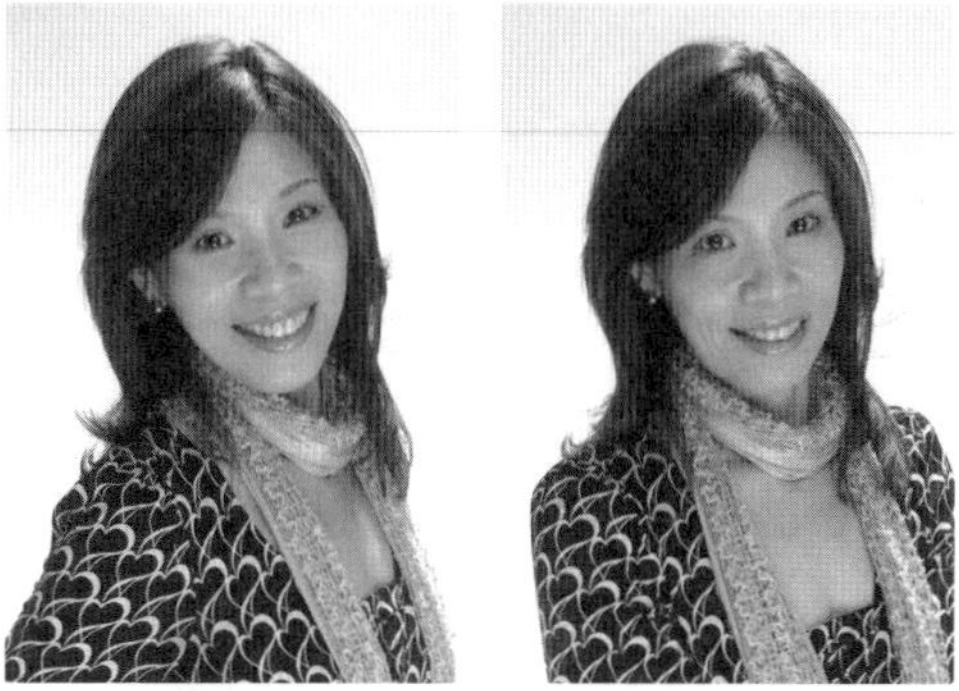

③満面笑顔
（ニッコニコニコー笑顔）

②はにかみ笑顔
（ニッコリ笑顔）

①むっつり笑顔

と、笑顔にたどりつきます。

ですから、患者様からみて「笑顔」でなければ、笑顔とはいわないのです。患者様は敏感です。とくに、マイナス感度が冴えわたっています。健康なコンディションで来院しませんから当然です。多少、微笑むくらいでは、患者様には「笑顔」は伝わりません。

私の3種類の写真を見比べてください〔図表8〕。

①私自身は笑っています／しかし患者様は「怒っている！」ととらえる方もいます。口角を上げるこの程度の笑顔は、患者様からご覧になったら笑顔とはいいません。

②歯を見せて笑ってみました／これなら一般的に笑顔としてとらえられます。しかし、患者様からご覧になったら、感じの良いスタッフとはいえません。造られた事務的な笑

顔と感じさせます。

③目じりが下がり満面の笑顔です／これなら、誰から見ても笑顔の人です。笑顔の合格点です。

セミナーでは①、②、③のそれぞれの笑顔をつくり、実際に双方で確認しあいます。②のニコニコ笑顔ではなくて、③のニッコニコニコーの笑顔を確認し合うのです。これが、やってみると意外と難しいといいます。

アメリカの上流階級の家庭では、笑顔の家庭教師がつきます。相手の方を心地よくする笑顔、また美しい笑顔は、トレーニングするものととらえられ、一流のレディには一流の笑顔がセットになっているのです。

大統領は笑っていなくても許されますが、ファーストレディが笑っていないと、大騒ぎになります。

クリニック内にも笑顔の役割があります。先生は③のニッコニコニコーの笑顔のままで診療などできません。いわば大統領と同じ。真剣な面持ちで診療をなさいます。

受付スタッフは、真剣でしかめっ面では許されません。ニッコニコニコーの笑顔です。だってクリニックのファーストレディですから。スタッフの役割は笑うこと。ニッコニコニコーの笑顔で患者様をお迎えすることです。

2 お金に振り回されると幸せになれない

とかく一般の人がフォーカスしがちなのが、不満足要因です。不満足要因とは、給与体系・人間関係・勤務体系（条件）・職場環境などをいいます。求めても求めても、すぐ不満になるものです。いつも不満の対象となるものを追い求めて、ストレスがたまります。たとえば、18万円のお給料が19万円に昇給したとします。1万円も昇級したのですから大喜びです。しかし、どうでしょう？　19万円で、ずっと満足して働くことができるでしょうか？　このモチベーションはもって、3ヵ月……いえそれ以下でしょう。

なぜか？　お給料は不満足要因の一つだからです。求めても、求めてもきりがなく、満足が得られないのです。19万円もらったら、20万円ほしくなります。たとえ50万円もらっても、それに慣れてしまうのです。きりがありません。

それに対して、満足要因とは、達成感・承認度・責任・仕事の質などです。こちらは、積み重ねれば積み重なるほど、満足がどんどん得られるものです。ここを求める生き方こそが、ストレスフリーな生き方で、幸せを感じて生きていけるのです。

お金に振り回されない生き方が幸せな生き方です。

3 「大事なのはお金だけじゃない！」を証明してみると

〔あなたはどちらの職場を選びますか？〕

A　全員が20万円のお給料で、高い評価の自分だけが30万円いただく職場
B　全員が50万円のお給料で、低い評価の自分だけが40万円いただく職場

ほとんどの方が、Aの職場と答えます。

40万円の職場よりも、30万円の職場で働くほうが幸せだと答えるのです。

このことから、人の幸福感というのは、お金だけが占めているわけではないことが証明されます。やはり、人は認められ、受け入れられ信頼されていたいものです。それが人の幸せに直結しているのです。

とくに、女性の場合には、受け入れ・認知・励まし・承認が良質なモチベーションをつくる上で、とても重要だということを、すでに理解していただいていますね。

第1章で伝えた「女性脳」を常に意識してください。

院長先生は、スタッフを認め・受け入れ・励まし・信頼して、それを常に言葉で表現し

てあげてください。

「あなたなら大丈夫！」

「あなたを信じているよ！」

「きっとできる！」

「良くできたね！　素晴らしい！」

「ずっと応援しているよ！」

「いつもありがとう！」

「感謝している！」

「あなたの笑顔は最高！」

彼女たちが満足要因にフォーカスできるように、最大限の認知・励まし・応援を表現し続けていただきたいと思います。

もちろん、言葉による認知も重要ですが、ブログ、フェイスブック、ツイッター、院内新聞など、多くの方が目に触れるようなメディアを活用して、スタッフの頑張りを表現し続けることも大切です。

先生が思う以上に、いろいろなメディアで頑張りを評価されるのは、スタッフもうれしいものです。たとえ「恥ずかしいからやめてくださいよ～」なんてスタッフにいわれたとしてもです。

4 良い言葉を使わせる訓練でセルフイメージの強化を！

もっとも簡単に「快」のモチベーションでいられるのは「言葉」の選び方です。言葉には驚くほどのパワーがあります。そして、言葉は感情をも付帯させるのです。良い言葉は、心と体を「快」の状態にします。「快」の状態で行う仕事はパワフルで、輝いています。

「肯定的な言葉を使う」「良い言葉を使う」――ただそれだけです。良い言葉を常に選択し、それを習慣にすると、セルフイメージが高まります。

セルフイメージとは、心に描く自分像のようなものです。セルフイメージが低い人は、潜在意識の中で自信がないため、何かにチャレンジしたり、結果を出したりすることにとても臆病になります。失敗が先にイメージされてしまうので、何をやっても結果が出せなかったり、行動につながったりしません。そして「どうせ私は……」「私なんか……」「やっぱりダメだ……」という言葉をよく使いがちです。

スタッフに良質のモチベーションを持ち続けてもらうには、このセルフイメージを高めるトレーニングがとても重要です。セルフイメージは「目標」や「数字」だけでつくり上げるのは難しく、意識や思考、想像力からつくられるものです。そのため、意識や思考、想像力を磨く必要があります。そこで有効になるのが「言葉」です。

「できるかな～」「多分できない……」は↓「きっとできる！」に！

「あ～失敗しちゃった」は↓「失敗は成功の始まり」に！

「私なんて……どうせ！」は↓「私なら！　きっと！」に！

「言葉は物質化する！」ともいわれるように、言葉に出し続けることで、そのとおりに物事が展開されます。「できないと思えばできないし、できると思えばできる！」――だからこそ、良い言葉に変えることで、どんどん意識や思考を向上させられるのです。

セルフイメージは、潜在意識と密接につながっており、この潜在意識は、音響に深く関係しています。発する音のトーンや付帯する形容詞が、とくに影響を与えます。

ところで、自分の発する言葉は、だれが一番聴いていると思いますか？

パートナーや家族ではなく、自分自身です。悪い言葉をいうと、この悪い言葉を一番聴かされているのは自分自身だということ。悪口をいうと、自分で自分にマイナスシャワーをかけていることになります。自分で自分を悪い言葉でいじめる行為です。

悪い言葉は潜在意識にどんどん刻まれ影響を与え続けます。それは、悪いイメージをどんどん自分の体にインストールしているようなものなのです。反対に良い言葉を使うことで、よいエネルギーを自分に降り注ぐことになります。この時に、潜在意識がよい音響を受け取り、プラスのエネルギーを発して、セルフイメージをどんどん高めてくれます。

5 「伝え力」を鍛える

歯科医院の現場では、患者様とのコミュニケーション力がスタッフに求められます。磨き上げた魅力的なコミュニケーションで、人の心に訴え、人を動かすことができるようになることを目指しましょう。

コミュニケーション力は、聴き力、質問力、伝え力で構成されています（デンタルコーチング術より）。

ここでは、とくに大事な「伝え力」を取り上げます。

伝達の構成は「言葉」でできています。前述したように、良い言葉を使って伝わるメッセージは人の心を突き動かします。

アップル会長として、渾身のプレゼンテーションで、人びとの心を魅了し、熱狂させたスティーブ・ジョブズ氏。

ほとばしるほどの情熱やミッション・想いを、私たちの心臓を射抜くように伝えます。知らないうちに涙があふれ出し、深い感動を味わう人も少なくありません。

なぜ、彼はこれほどまでにプレゼンテーションをするのでしょうか？

人は、計画や目標、数字や理屈だけで動かないことを知っているからでしょう。

理屈や理論を超えた感情や情熱が、人を動かすのにもっとも重要な役目を果たしているからです。

だからこそ、人と人とが目と目を合わせて、言葉を使った会話が、なにものにも勝るコミュニケーションツールとなるのです。

メールや手紙も有効ですが、感情や情熱は、人と人とが目と目を合わせ、相手の息づかいを感じながら、人肌を伝わって感じるものです。

情熱をもって患者様への想いを伝えるからこそ、患者様の心を開かせ、行動に導くことでしょう。

ハイクオリティな接遇スキルといっても、所詮、それは人から人へのサービスなのです。ハードなクレームに対処する場合も、人と人とが目と目を合わせ、真摯な態度で説明するから、解決策が見出せます。しかし、電話やメールではそうはいきません。下手をするとかえってこじらせてしまいます。

人が全身全霊で、心をこめて伝える言葉は伝わるものです。しかし、仕事への志が高いことが前提です。

この志が歯科助手をプロにしていくのです。

6 メンタルマッスルを鍛える

メンタルマッスル（心の筋肉）を鍛えることも大事です。

メンタルマッスルを鍛えられるのは「人」です。人は人で磨かれるものだからです。人と接するから、人から見られるから、人は美しくあろうと努力します。より成長した自分になろうと努力します。

普通、自分よりも相手の人数が多いと、自分の力が相手の人数の力に負けてしまい、オロオロしたり、弱々しくなったりします（ドキドキしたり、緊張したり……）。

ところが、メンタルマッスルが鍛えられてくると、見ている人のパワーよりも、自分のパワーのほうが強く大きなものになります。見ている人が多くなればなるほど、その人のパワーが強くなり、相手のパワーを跳ねのけて反射することにより、光り輝くのです。それがその人から漂うオーラとなり、存在感となるのです。オーラとは存在感のことです。

プロとして活躍するデンタルスタッフには、このオーラが必要です。

スタッフのメンタルマッスルを鍛えるために、ミーティングで発言の場をより多く与える、積極的に人前で話をしたり、プレゼンしたりするチャンスを与えることです。

7 内面価値を高めることを指導する

とどのつまり、医療人がもっとも大切にするのは「内面価値」です。これは人への思いやり、感謝の気持ち、モノの見方や考え方です。

これらを、根っこにしっかり持っていることが大切です。根っこは目に見えない部分です。目に見えない部分を磨き、高めていくことは簡単ではありません。

スキルやテクニックはもちろん大事ですが、この内面価値が根づいていなければ、薄っぺらで偽物です。そんなスキルやテクニックは、すぐに剥がれ落ち、患者様にも見抜かれてしまいます。

人の成長を木に例えたら、根っこが内面価値の部分、モノの見方や考え方です。

幹がスキル・テクニックです。必ず根っこの上にあることをお忘れなく。幹からは枝葉が生まれます。これが行動・姿勢の部分です。

最後の実の部分が人生の結果や成果です。

すべて順番があり、この順番を変えることはできません。このことを、ぜひスタッフ教育の根源として伝えてください。

8 美人とは〝美心〟につきる

ノーメイク、ボサボサ頭、ラフな服装、あるいは派手すぎるメイク・服装などで勤務につくのは、社会人として、医療人として失格です。

外見を整えることは、社会人としては当然のことです。

しかも、歯科医院の最初と最後で、患者様との接点となる受付担当の歯科助手ならなおのこと、外見からでも患者様から信頼を得られる身だしなみを表現していなければなりません。

メイク・身だしなみ・立ち居振る舞い・言動、すべてにおいてプロの意識で最良を表現することです。しかし、外見ばかりがいくら美しくとも、内面が磨かれていなければ、それは偽物です。

私は「美人は美心」だと思っています。

美しい内面（心）が人を美しく輝かせるのです。宝塚にも同じような考え方があり、ブスの条件として25ヵ条が掲げられています〔図表9〕。

まさに、美人は〝美心〟だといわんばかりの内容です。

〔図表９〕　**宝塚ブスの25ヵ条**

1．笑顔がない
2．お礼を言わない
3．美味しいと言わない
4．精気がない
5．自信がない
6．愚痴をこぼす
7．希望や信念がない
8．いつも周囲が悪いと思っている
9．自分がブスであることを知らない
10．声が小さくイジケている
11．なんでもないことに傷つく
12．他人に嫉妬する
13．目が輝いていない
14．いつも口がへの字の形をしている
15．責任転嫁がうまい
16．他人をうらやむ
17．悲観的に物事を考える
18．問題意識を持っていない
19．他人につくさない
20．他人を信じない
21．人生においても仕事においても意欲がない
22．謙虚さがなく傲慢である
23．他人のアドバイスや忠告を受け入れない
24．自分がもっとも正しいと信じ込んでいる
25．存在自体が周囲を暗くする

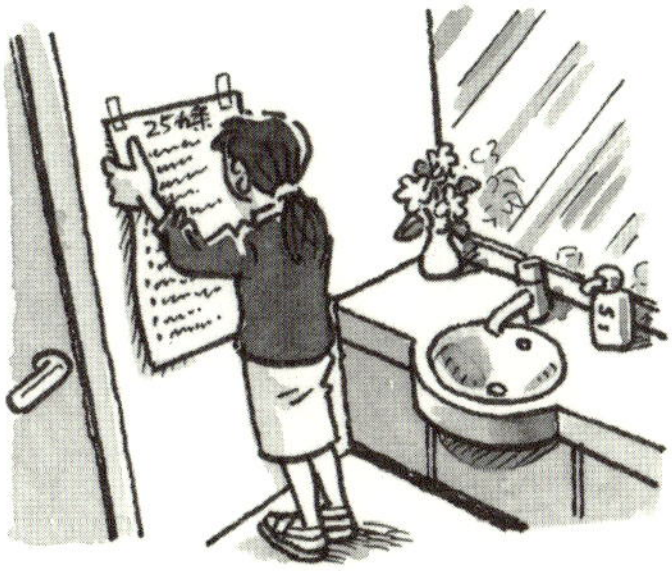

女性だけの職場である私たちオフィスウエーブでは、この25ヵ条をトイレに貼り、スタッフ一同このことを毎日戒めています。

9 幸せ思考の習慣術を身につける

根っこは、ものの見方や考え方がつくるものだと述べました。

オフィスウエーブでは、プロの歯科助手認定時に、判断基準として「幸せ思考ができる者」とありますが、それがまさにものの見方・考え方になります。ここでは、そのうちの重要な2点をご紹介します。

(1) 拡大視点を持つ

よく聞く話だと思いますが、コップに水が半分入っています。

一般的な見方は「もう半分しか残っていない」です。

そして、ポジティブシンキングをすると「まだ半分も残っている」となります。

ここまではよく聴く話ですね！　ものには見方が表と裏の二とおりあります。しかし、
これだけでは、まだまだ視点が狭いのです。ものの見方・とらえ方は無限大だからです。

もしかしたら水じゃないかも？　だとしたらどうする？

人類最後の水だったら？　この水を飲んだらなんでも可能になるとしたら？

あと数分でこのコップが爆発するとしたら？

そんなユニークな発想やとらえ方でもいいのです。

大切なのは柔軟な思考と視点です。既成概念にとらわれない、可能性を狭めない、自分らしくイキイキと、楽しくワクワクと、そんな自分でいられる視点と出会えるために、日頃から物事を広く見てとらえるトレーニングをしてほしいのです。

多くの人は、一つの視点しか持てないケースがほとんどです。まずは反対側の視点を持つようにしましょう。ものには必ず表と裏があるからです。

反対側が見られるようになったら、少しずつ視点を拡大するトレーニングをしてください。ひっくり返したり、上から見たり、離れて見たり（客観視）、ユニーク視点で見たり、思いっきり近づいてみたり、ぎゅっと小さくしてみたり……

オフィスウエーブのデンタルスタッフスタディーグループ（ＤＳＳＧ）では、次のようなワークをします〔図表10〕。「仕事」を拡大視点で見るワークです。これはデンタルコーチングスキルでもあります。思考を固めない、常に柔らかくすることで、問題解決能力が非常に高まるのです。

(2)　三毒解放を実践する

仏教の言葉に「三毒追放」というのがあります。

★拡大視点項目とは

◎核心
・何のためにするのか？　やっているのか？
・何を求めてするのか？　やっているのか？
・期間は？　いつまで続けるのか？
・本当のところどうしたいのか？
・何を幸せと感じるのか？
・何に不安を感じるのか？
・何を心配しているのか？
・障害は何か？
・何を我慢しているのか？

◎ユーモア
・もしドラえもんのポケットから何でも出せるとしたら？
・もし自分が魔法使いだったら？

◎拡大
・これがあることで自分に与えられているものは？
・これがなかったらどんな気持ちになる？

◎対極
・対極にあるものは何か？
・それは自分にとってどんな存在か？
・どんなバランスが理想的か？

◎測定
・自分は今、どの位置にいるのか？
・どこをゴールとするか？
・どうしたら、ゴールに近づくことができるか？

◎俯瞰
・他人から見るとどう見えるのか？
・違った立場から見るとどう見えるか？
・昔の自分から見るとどう見えるか？
・80歳になって振り返ったときに、どんなふうに思い出したいか？

◎比喩
・例えると何？
・物に置き換えると何？
・色は？　形は？　硬さは？　雰囲気は？　動きは？　与える印象は？

◎挑戦
・いつまで、何をするか？
・具体的にどんな行動を起こすか？
・目標達成に向け、どんなステップを踏むか？

「怒る」「妬む」「愚痴る」の人間の持つ３つの毒を追放しましょうという教えです。

私は、ただただ追放するのではなく、人としての感情を感じることも大切だと伝えています。なぜなら、人は怒りだけの感情を追放することが困難だからです。怒りを捨てることは、喜びや感動の感情も感じられなくなってしまいます。

人は感情の生き物ですし、喜びや悲しみ、怒りという感情も大事です。ただし、人を傷つけるような「怒る！」「妬む！」「愚痴る！」は解消したいものです。

３つの毒が入ったら今、自分に何が起こっているのかを冷静に客観視し、その感情を噛みしめながら、うまく自分の体の外に解放させていくことが大切です。

これができるようになると、自分の外側で

〔図表 10〕　拡大視点のワーク

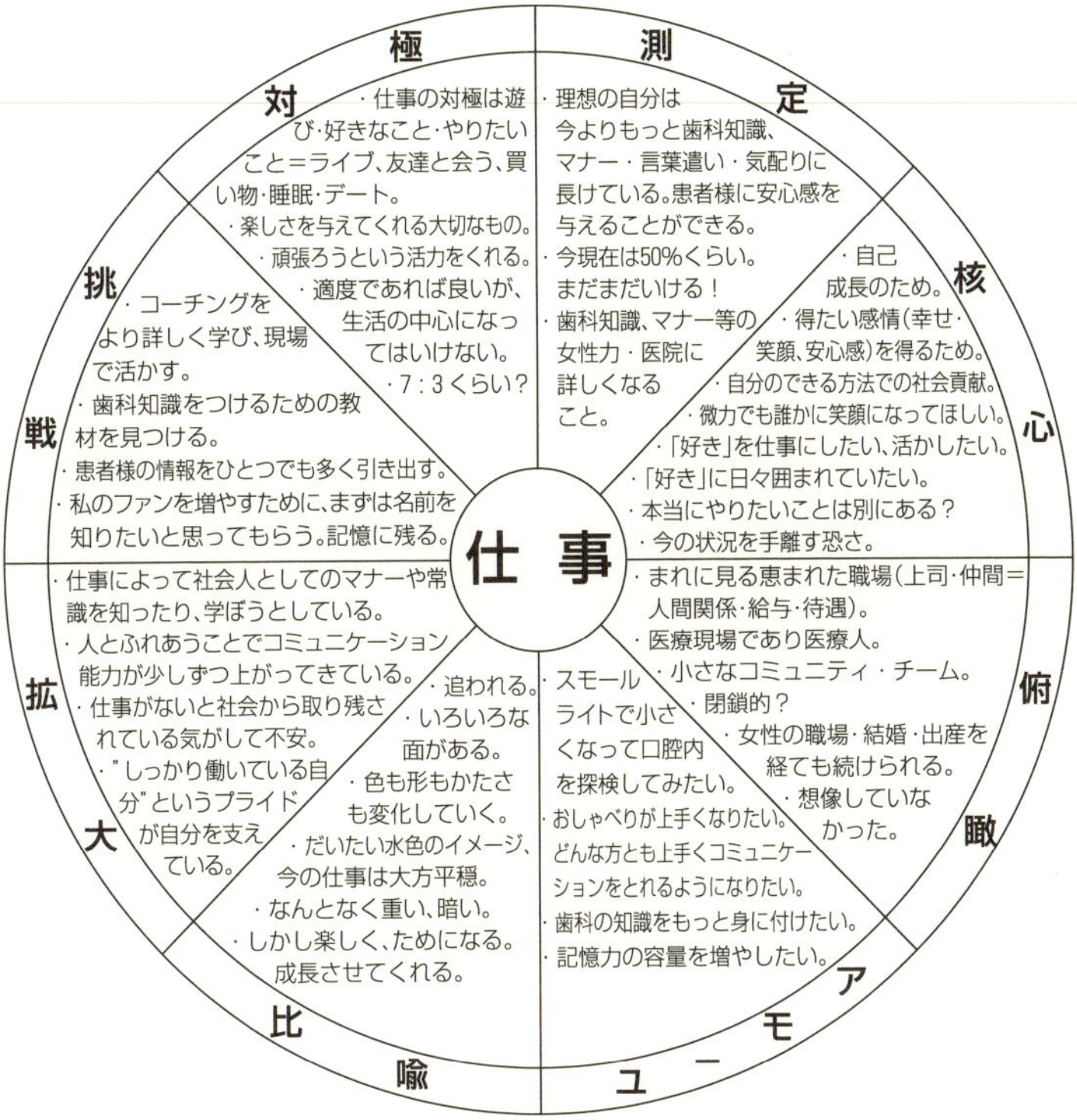
仕事
対極
・仕事の対極は遊び・好きなこと・やりたいこと＝ライブ、友達と会う、買い物・睡眠・デート。
・楽しさを与えてくれる大切なもの。
・頑張ろうという活力をくれる。
・適度であれば良いが、生活の中心になってはいけない。
・7：3くらい？
測定
・理想の自分は今よりもっと歯科知識、マナー・言葉遣い・気配りに長けている。患者様に安心感を与えることができる。
・今現在は50％くらい。まだまだいける！
・歯科知識、マナー等の女性力・医院に詳しくなること。
核心
・自己成長のため。
・得たい感情(幸せ・笑顔、安心感)を得るため。
・自分のできる方法での社会貢献。
・微力でも誰かに笑顔になってほしい。
・「好き」を仕事にしたい、活かしたい。
・「好き」に日々囲まれていたい。
・本当にやりたいことは別にある？
・今の状況を手離す恐さ。
挑戦
・コーチングをより詳しく学び、現場で活かす。
・歯科知識をつけるための教材を見つける。
・患者様の情報をひとつでも多く引き出す。
・私のファンを増やすために、まずは名前を知りたいと思ってもらう。記憶に残る。
俯瞰
・まれに見る恵まれた職場(上司・仲間＝人間関係・給与・待遇)。
・医療現場であり医療人。
・小さなコミュニティ・チーム。
・閉鎖的？
・女性の職場・結婚・出産を経ても続けられる。
・想像していなかった。
拡大
・仕事によって社会人としてのマナーや常識を知ったり、学ぼうとしている。
・人とふれあうことでコミュニケーション能力が少しずつ上がってきている。
・仕事がないと社会から取り残されている気がして不安。
・"しっかり働いている自分"というプライドが自分を支えている。
比喩
・追われる。
・いろいろな面がある。
・色も形もかたさも変化していく。
・だいたい水色のイメージ、今の仕事は大方平穏。
・なんとなく重い、暗い。
・しかし楽しく、ためになる。成長させてくれる。
ユーモア
・スモールライトで小さくなって口腔内を探検してみたい。
・おしゃべりが上手くなりたい。どんな方とも上手くコミュニケーションをとれるようになりたい。
・歯科の知識をもっと身に付けたい。
・記憶力の容量を増やしたい。

名倉朋美（山下スマイル歯科・歯科助手2年目）DSSG 2期生、デンタルコーチングの宿題より

起こる出来事に振り回されて、大きく揺れたり、悩んだり、迷ったりすることに、うまく付き合え、対応できるようになります。ポイントは、意識の矢印を外側から内側（自分）に向けて見ることです。今、自分に何が起っているのかを静かに感じてみてください。

10 〝あきらめない〟という能力が大事！

ここまで、スタッフ育成セミナーで、スタッフの方から気に入っていただけた内容を、選んで紹介してきました。とくに、幸せ思考（視点拡大と三毒解放）は、女性スタッフに好まれます。ぜひ先生も、自院のスタッフにご指導ください。

能力の差とは考え方の差です。スキル、テクニック、キャリアももちろん大切ですが、それ以上に考え方（根っこ）が大切なのです。その考え方を磨くために、志を持ち、習慣術を身につけるのです。

人間の根っこを磨く旅は、けっして楽ではありません。あきらめずに、先生とスタッフが共に努力を続けていただきたいと思います。成長の階段は、らせん階段のようなものです。階段を上っているようでも、なかなか上にのぼっている感覚はありません。こんなに頑張っているのに……と焦りますが、この階段は太いらせん状になっているのです。

人は動いて前に進んでいる限り、成長し続けます。変化はわかりにくいものなので、つい嫌になったり投げやりになったりしがちです。しかし、あきらめないことが大事です。あきらめない限り成功しか残されません。〝あきらめない〟ことは能力なのです。

第4章

輝く歯科助手の働く環境づくり
～院内システムづくりが最優先課題～

1 どんな舞台にするのか？

歯科助手が歯科医院の中でいかに活躍の場を持っているのかは、第2章で事例などをとおして紹介してきました。とどのつまり、診療以外のすべての歯科医院業務を受け持つのが歯科助手だということです。きわめて大事な存在です。

歯科助手が、さらに光り輝けるようなステージを与えるのは先生の役目です。ステージにいつも磨きをかけて、歯科助手という女優を輝かせてあげてください。

院長先生は脚本家であり、演出家であり、監督です。主役はスタッフたちです。患者様は観客です。観客にどんな舞台を観ていただきたいですか？

先生の脚本を演じる個性豊かな女優たちがいます。女優の個性を見極めて、適材適所の配役を与えてください。不揃いな女優たちの個性を、うまく生かし切った脚本や演出を、監督としてつくり上げてください。時には、演者とともに脚本や演出を練り上げてみるのもいいかもしれません。

監督や裏方や道具係や演者たち、みんなで粘土をこねて創作した作品こそ、歯科医院の本当のビジョンや理念が詰まった、素晴らしいものになるのだと思います。

2 フェアな評価の仕組みをつくる

スタッフがどれだけ舞台で羽ばたけたのか？　個性を十分に発揮し観客（患者様）に感動を与え、ファンにすることができたのか？

頑張ったことを評価する仕組みが大切です。しかし、スタッフは評価されることに大きな抵抗感を示します。そのため、評価はマイナス視点の評価ではなく、プラス加点式の評価がいいでしょう。

たとえば賞与時に、全体の金額は売上げにリンクさせ、個々のプラスの評価が加点される仕組みをつくるのです。

プラス評価加点方法は、評価表にもとづいて採点します。感情が入りにくく、測定しやすい具体的な評価項目をあげることがポイントです。

なお、評価のための提出物には、次のようなものがあります。

・セミナーの感想文・行動シート
・読書感想文
・自由研究（半年間で学んだ自己啓発の発表）

〔図表 11〕 歯科助手（受付スタッフ）の評価表の一例（200 項目中）

＊採点は自己評価のあと院長が評価　＊5点満点の点数を入れる

名前：

	評価項目	評価点	
		自己	他者
①	“ニッコニコニコーの笑顔”を常に実行できていたか？		
②	挨拶のあと、プラスアルファのひと言を伝えていたか？		
③	アイメッセージを添えて会話ができているか？		
④	セミナーに月に 1 回以上参加したか？		
⑤	医院規定の身だしなみからはずれることはないか？		
⑥	勤務中の私語はなかったか？		
⑦	月に 1 冊の自己啓発本を読んで感想文が提出できたか？		
⑧	通院中の患者様のお名前をすべて覚えていたか？		
⑨	呼ばれたら、「はい」と気持ちのよい返事ができているか？		
⑩	気分のむらがなく、いつも爽やかで好感度の良い印象を与えていたか？		
⑪	経費節減を心がけていたか？		
⑫	花の水を毎日取り替えたか？		
⑬	受付の机の上には何も置いていないか？		
⑭	整理整頓ができているか？		
⑮	販売する商品に自信を持ち、ご使用いただくことが患者様の幸せにつながると確信しているか？		
⑯	業者等への値引きの交渉は、シビアでありながらも、当医院のファンになってもらうことができているか？		
⑰	組織とチームがどうあるべきかを考え提案しているか？		
⑱	どんな仕事に対しても、効率・正確・スピードのアップを心がけ、実行できているか？		
⑲	患者様のファンを月に5名以上つくれていたか？		
⑳	仕事や患者様を選り好みすることなく、どんな仕事にも積極的かつ精力的に取り組んでいるか？		

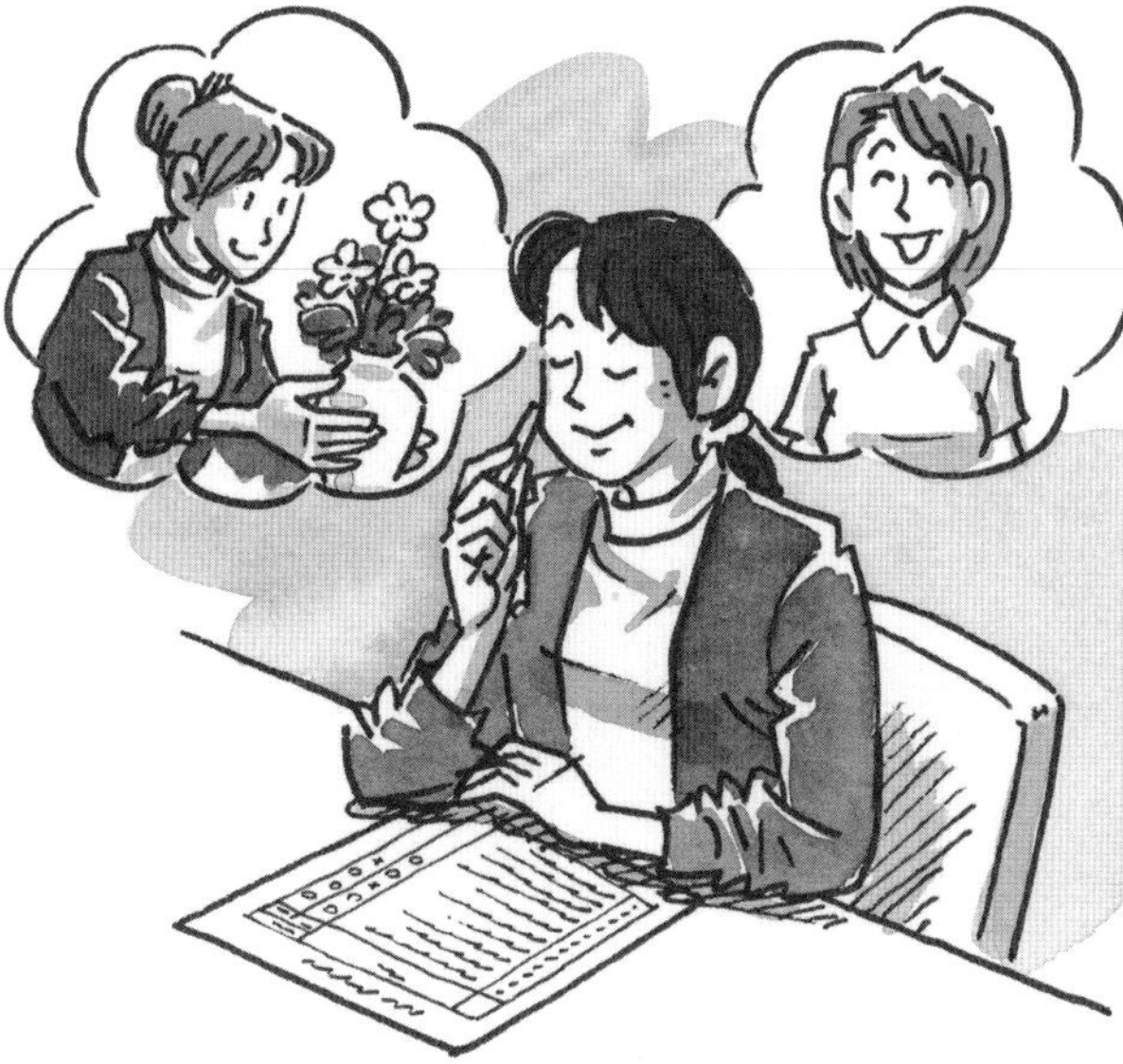

・目標達成行動シート

また、評価が偏らないように、３６０度の評価もおすすめします。つまり、同じ評価表をメンバーに配布し、一人ひとりの評価を、ほかのメンバーが行うのです。これによってフェアで公平な評価ができるだけでなく、他のメンバーの頑張りを知ることで、称賛し、メンバーへのいたわりや思いやりの心を育みます〔図表11〕。

人は意識しないとマイナス視点が強くなります。

仲間の良さを認め、賞賛し合うことは意識をしないとなかなかできません。評価表を使うことで、その仕組みが整います。改めてメンバーの頑張りがわかり、励みとなったり、自分自身のモチベーションにつながったりします。

3 採用にあたっての留意点

新しくメンバーを採用する時には、できるだけスタッフに立ち会わせましょう。スタッフ一人ひとりと面談することもいいと思います。

それだけ、新しいメンバーの採用には神経を注いでほしいのです。一緒に働くことになるメンバーは、スタッフにとっても大きな影響を受けるからです。働くモチベーションにも大きく影響します。全員が選んだ人であれば、トラブルがあっても文句はいえません。

内定の後には、必ず医院見学として、最低でも終日の仮出勤をしていただきましょう。医院や相手を互いに知る意味でも大事なことです。

お昼はスタッフと一緒に食事をとり、コミュニケーションをとっていただきます。

当日は、確認する項目も準備しておくといいでしょう。

通勤着や白衣のルール、身だしなみ、言葉づかい、食事のルールを伝えること。そして、コミュニケーション力、秩序、向学心など人材選びは重要です。

「こんな人と一緒に働きたい！」という想いを、具体的な項目にあげて確認シートをつくっておきましょう。また、このシートはあらかじめ先方にお渡しして、心構えを整えて仮出勤していただくことも大事なことです。シートを見ていただければ、自分が職場で何を求められていて、どうあればいいのかが具体的にわかります。

入社後も仮採用期間を提示し、互いにＮＯが可能な状態をつくります。人には、相性というものもあります。組織に合わない場合は、個人の能力や人間性が悪いのではなく、単に組織との相性の問題なのですから、ＮＯの判断は早いほうがお互いの幸せです。

仮採用期間が終了する時には、試験を行い、知識レベル、ヒューマンスキルレベルなど医院の基準になるものがクリアできているかのジャッジが必要です。あくまで仮採用期間までは、お見合いをしているようなもの。お互いに相手の様子を見て、これから共に歩める相手かどうかを見定めている期間です。

採用で大事なことは、感じが良く、この人と一緒に働きたい！　という印象を受けた方は、仮採用通知を早く出すことです。なぜなら、先生が良いと思った人は、他の院長先生も良いと目をつける方だからです。良い印象の方は、人気があります。採用通知が遅くて、良い方を逃してしまうケースはけっこう多いものです。

決断は早く、仮採用期間は慎重に、とくに人間性をよく観察して、晴れて正社員になったら、じっくりとゆっくり育てることがポイントです。

ただし、相手を選ぶ前に、相手に選ばれる魅力的なステージであることが大前提です。面接試験や採用期間は、相手にも選ばれる、判断されているという感覚も大切です。

4 CSはスタッフが、ESは院長が行うもの

CS（Customer Satisfaction　顧客満足）はスタッフが行うこと、院長が行うのはES（Employee Satisfaction　従業員満足）です。

私は独立開業して16年経ちますが、私が唯一誰にも負けないと自負しているものがあります。それがスタッフ力です。

オフィスウエーブ開業当初から、私のもとで仕事をしてくれるスタッフ、会社の指針や大事なビジョンをいつも親身になって相談相手になってくれるマネジャー、お金のことは私以上にしっかり管理してくれる経理スタッフ、仕事をつくり上げる喜びを感じてプライベートを惜しんで仕事をするスタッフ……。

私が育児で、てんてこ舞いしていた時期には、一時、組織を離れたこともありますが、トップ不在の組織をなんとスタッフだけで守り抜きました。業務を絞り、大きく方向転換する時期には、私も報酬なしで耐えるような時期もありました。そんな時、わがスタッフは、自分のお給料から引いてください、と申し出てくれました。

そんな優秀なスタッフですから、外部から引き抜きのようにお声をかけられることも

多々あったようです。強い絆で、私とスタッフはつながっています。本当に素晴らしいスタッフたちに、経営者である私が、むしろ教育されているのだと思いました。

もちろん、当社のスタッフも、最初から完全体できたわけではありません。もともと私の採用基準は「心根だけにはこだわる」ですから、根っこがしっかりした素直な人たちです。しかし、社会経験やキャリアはほとんどないので、教育についてはゼロからです。

私は自分の体で示していきました。営業なら自分が一番売上げを上げる、作業なら自分が一番大量に行う、嫌がる仕事はまず自分が先にやって見せる……ことです。

山本五十六さんの名言に「やって見せ、言って聞かせて、やらせてみて、褒めてやらねば人は動かじ」があります。まさに、これこそ私がこだわったＥＳ（従業員満足）でした。

その結果、スタッフは体感しながら仕事を覚え、私は現場や作業レベルの仕事から離れて、会社運営に集中できるようになっていきました。

当社はトップダウン式ではなく、常にスタッフを巻き込みながら一緒に考え実行するので、トップとスタッフの間の溝や温度差はほとんどないのではないかと思います。

ＥＳが満たされれば、ＣＳは黙っていてもスタッフが考え実行してくれます。

時々「ＥＳを優先すると売上げが下がりますよね？」と質問される先生がおられますが、そんなことはけっしてありません。ＥＳの延長線上に本来のＣＳがあり、ＣＳが上がることで組織が伸びていくのです。

ESとは、スタッフの働く喜び、心の満足です。

スタッフの働く喜びとはなんでしょうか?

それは、認められる、必要とされる、共存できる(とくに女性の場合)ことです。そのため、認められたり、共存を感じる場、シーンをたくさんつくってあげることです。

認められると感じられるツールは、ぜひ活用してください。後述しますが、名刺は最強のツールです。名刺は、スタッフの自己重要感を満たし、自分の仕事への誇りが持てます。

ESの具体的な取り組みの一つとして、ぜひ制作してください(110ページ参照)。

もちろん、日々院長先生がスタッフを褒めることが重要ですが、同様にうれしいのはやはり患者様からの感謝の気持ちなのです。

患者様の感謝の気持ちを、どうスタッフに届けたらいいのでしょうか?

一つは、患者様からのアンケートでお褒めの言葉をいただける仕組みをつくることです。アンケートの欄に「この組織を、さらによりよくするためにご意見をください。スタッフの対応で良かった点はどこですか? いただいたご意見は、スタッフの励みとし、今後もより良いサービス向上に努めてまいります」と添えれば、患者様からスタッフへたくさんのお褒めの言葉がいただけます。

患者様から認知され、必要とされていることを日々実感でき、歯科助手への誇り、働くモチベーションアップにつながります。

5 採用は45歳族をねらえ！

〔図表12〕は、日本の女性の就労率の推移を表しています。

驚くべくことに、日本女性の場合は、トップの就労率の年齢は45歳。45歳の年齢の女性が、もっとも多く社会で仕事をしているということです。

推移のグラフが、M字になっている意味はおわかりですね。女性の場合は、結婚・出産が仕事に大きく影響を及ぼすということです。

ちなみに、北欧ではグラフが台形に限りなく近くなっています。国をあげて女性が仕事をすること、社会に参加することに積極的で協力的なのです。

わが国では、まだまだ女性には、結婚後の家事や育児の負担が大きくのしかかっています。しかし、45歳になると育児の手が離れたり、家庭にお金が入用であったりして、女性が社会に出戻っていくのです。

さて、私がここで先生方にお伝えしたいのは、女性の45歳は非常に安定した仕事をしてくれる年齢だということ。結婚・出産でライフワークバランスを崩すこともなく、育児で勤務状態が不安定になる心配もほぼありません。

〔図表 12〕　M字カーブ（女性の年齢階級別労働力率）の推移

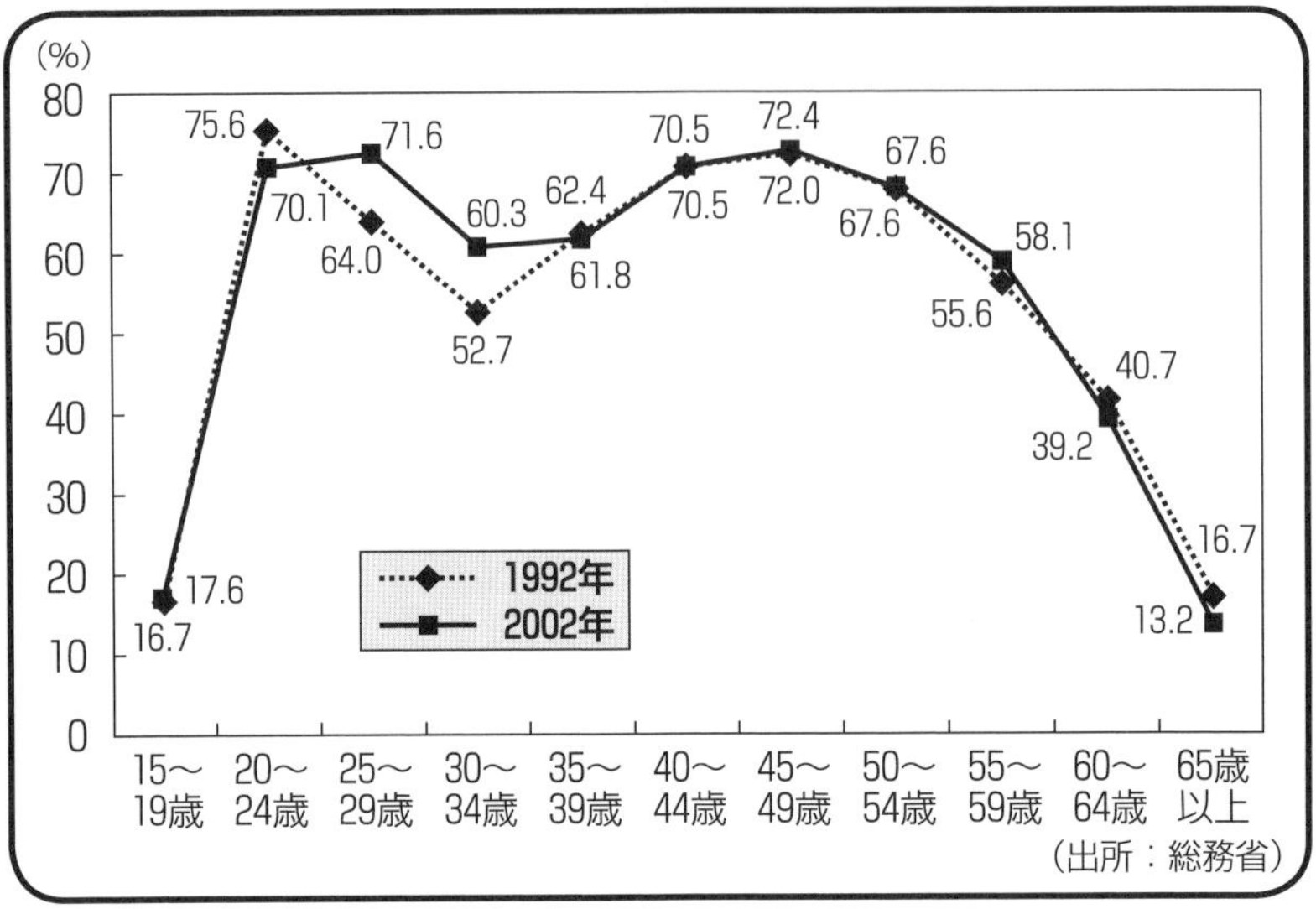

（出所：総務省）

歯科医院は、女性スタッフが支える組織ですから、女性の就労状態を把握しておくことは非常に重要なことなのです。

稀に「受付は若い子がいい！」などと、セクハラまがいな発言をお聞きすることがありますが（本当に稀です）、それはあまりにも安易で、女性を軽視した見方です。

女性は45歳くらいからいい味がでるものですよ……と、現在46歳の私があえてお伝えしておきます（ここは笑うところです）。

冗談はさておき、これからは45歳層の女性をいかにうまく歯科助手として取り込み、活用できるかが、歯科医院経営のひとつのキーポイントになりそうです。

アルバイトとしての活用も有効です。

歯科医院の現場は夜が遅く、どうしてもスタッフの拘束時間が長くなりがちです。優秀な人材に長く勤務していただくためにも、アルバイト制度を活用し、拘束時間の短縮に努力したいものです。

日本の就労年齢でもう一つ大事なことをお伝えします。

日本の女性は45歳時に再就職を迎えます。その時に、どんなポジションから仕事を再開させたいのか質問をしてあげましょう。

年下のスタッフに混ざってゼロからやり直すのか？

キャリアを生かしてスタッフリーダーとして、また年齢に見合うそれなりのポジションから再スタートが切れるのか？

この違いを生むのは、辞める前（20代）までに持っていた実績とキャリアです。この実績とキャリアが、のちにどれだけ女性の武器として、その人生を決定づけるかしれないのです。

人生のライフプランも想定しながら、若い時も、思いっきり駆け抜けていっていただきたいと、先生の大切なスタッフにお伝えください。

6 表現ツール（ＨＰ・ブログ・院内新聞）を活用する

今は、文書力が問われる時代。想いを口に出したり、言葉で表現できないと伝わらないからです。歯科医院経営でも、文書で伝えるシーンがたくさん増えています。

ホームページ（ＨＰ）やブログは、24時間、医院の広告塔として、先生が寝ている時間も働き続けます。しかし、多くの先生方は文書を書くのが苦手！　男性脳の仕組みからいってもそうです。それは、コミュニケーションや言葉を覚える脳内物質の分泌が少ないところからも実証されています。いくら脳の仕組み上しかたがないといっても、ＨＰやブログに先生の想いやお気持ちを表現されないのは、本当にもったいないことです。

ここで朗報です！　今の若い方は、比較的文書を書くことが上手なのです。ぜひ若手の歯科助手に業務を振ってみてください。話すのはあまり上手ではないのに、文書を書かせたら驚くような表現力を発揮するスタッフを、よくお見かけします。

ブログ、フェイスブック、ツイッターなど、上手に活用すれば、歯科医院のＰＲが広く伝わっていきます。オリジナルで医院新聞をつくることにも、クリエイティブな仕事が好きな歯科助手にチャレンジさせてあげてください。

7 「お金」のことはしっかり伝えよう！

〜経営感覚を磨くために〜

歯科助手に、経営感覚を身につけさせましょう。

10万円のメタルボンドを入れると、その内訳は８万円が先生のポケットに入ると思っているのが、スタッフたちのとらえ方です。いえ９万５千円くらいと思っているかもしれません。

それくらい経営感覚はないに等しいのです（実際、10万円の技工物で、先生の賃金に変わる代金は数千円でしょうか）。

保険の請求点数が月に30万点、自費が１００万円あるから今月の売上げは４００万円。人件費１００万円を引いた残りの３００万円が、先生のお小遣いだと大きな勘違いをしています。

そして、先生ばかりが優雅な生活をされていると思っています。けっしてそんなことはないのですが……。

だからといって、「お金がないんだよ」「経営が厳しいんだ」と、スタッフにいってもだめです。親が子どもをだましているような感覚ですし、説得力もなければ、第一そんなことをいって得られるのは、彼女たちからの軽蔑と不信感です。

職場に失望させるだけです。夢も希望もなくなってしまいます。

お金のからくりについては、『ゲーム感覚で医院の数字に強くなる』（歯科医院経営実践マニュアルvol.20　内田格誠著）をお読みいただいて、スタッフにぜひ説明をしてあげることです。この本はかなり説得力があります。

利益が出たら、労働分配率を基準にお給料や賞与が割り出されるのです。

ですから、忙しいからといって、やたらとスタッフがいればいいという問題ではないことも、理解してもらうことが大事なのです。

スタッフがたくさんいれば、仕事量は多少減って楽になるのかもしれませんが、労働分配率があがるので、賞与やお給料は今までよりも低くなります。

どちらがいいかは、スタッフに選んでいただくのもいいでしょう。後から文句がいえなくなりますから。数字で説明をされると、女性は納得してしまいます。これこそ、男性脳の得意とする分野です。

ただし、男性脳の得意とするところで終わらせてはいけません。

女性は感情の生き物なのです。医院が利益を追求することは、患者様にクオリティの高い歯科診療を提供することにつながり、患者様を幸せにすることにつながっていること。

私たちの生活が豊かになることで、より患者様に貢献できる環境が整うということを、スタッフにしっかり伝え、十分に理解していただきましょう。先生の伝え力が試されるときです。

経営感覚がスタッフに身につくと、組織力はぐんとアップします。

消耗品をムダに発注することがなくなります。

光熱費を節約するようになります。

関係業者さんへ、スタッフから値引き交渉を行うようになります。

未収金や未来院を意識するようになります。

リコール率、キャンセル率を気にするようになります。

歯科医院組織が利益を生み出すと、組織も自分たちも、患者様も、幸せになる方程式がインストールされることで、スタッフたちは自らすすんで経営視点で動き出します。

こんな話をしてくれる院長先生がおられました。

「澤泉さん、聞いてよ。うちのスタッフが、あまりにも経営感覚が鋭くて、ボクの診療室用のサンダルをなかなか買ってくれないんだよ。こんなにボロボロなのに、まだ履けます！　って、いわれちゃうんだ！」と苦笑いされていました。

まるで、奥様にお財布の権限を奪われた夫のようでした。でも、明らかにうれしそうな笑みを浮かべておられました。

ここまで、自院のスタッフが経営感覚を持てたら最高です。

8 スタッフの名札・名刺をつくる

名札や名刺は、スタッフにとって自己重要感を満たす、とても大切なツールです。もしスタッフへ名札や名刺を準備されていない先生は、早速つくってあげてください。名刺は、社会での自己紹介ツールですから、自分と社会への架け橋的な存在で、名刺を持たされることで、仕事への責任感が出て、誇りにつながります。組織への愛着が生まれ、自分とのつながりを意識するようになります。

患者様に、受付で名刺をお渡しし、診療室では担当の歯科助手や歯科衛生士が、それぞれご挨拶して名刺をお渡ししましょう。患者様にも、自分が大切にされているという想いが伝わるでしょう。また、患者様や取引先の企業さんからも、自分の名前を読んでいただく機会も増え、さらにモチベーションを引き上げることができます。

なお、名札や名刺にはできるだけ、「チーフ歯科助手」「スマイルコーディネーター（クリエーター）」「受付コンシェルジュ」「デンタルコーチ」「歯科秘書」「デンタルコーディネーター」「トリートメントコーディネーター」「アシスタントプロ」など、肩書をぜひ記載してください。

9 講師体験をすることで成長する

現役の歯科助手が、他医院で講演体験を持つことは、本人の成長に大きく関与するだけでなく、組織も活性化します。

前述のヨリタ歯科クリニックの新谷さんは、これまで50回以上の講演経験を持ちます。新谷さんは「歯科業界で働くことの楽しさや重要性、仕事の楽しさ、社会貢献を伝え、その結果、人とのかかわりや幸せ、生きる意味を見出してほしい……」と語っています。

誰もがすぐに、新谷さんのように全国を駆け回って講演をすることは難しいでしょうが、どうぞそのチャンスを院長先生が与えてあげてください。

まずは先生の知人を集めたり、患者様向けのプレゼンなどからスタートされたらいいでしょう。他のスタッフにも、いずれ、自分も講演できるように、日々の診療を頑張ろうとする意識が生まれてきます。

講演という目標により、スタッフの成長や院内啓発がすすみ、医院全体の成長につながり、講演していることを院外発信することで、患者様からの安心感・信頼感が、さらに大きくなります。

第5章

歯科助手がグングンやる気を起こす教育方法

1 すべてのことに理由を伝える

私が数々の歯科医院を訪問したり、教育の現場に立ち会ったりしたときに、常々感じることは、院長先生の気持ちや想いが、スタッフへ「伝わっていない！」ということです。院長先生は伝えているつもりでも、相手に伝わっていないのです。ですから、ほとんどの仕事が、院長先生からの押しつけ業務ととらえられています。

「そんなはずはない！　うちはスタッフ主導型のクリニックだ！　双方向性を大事にしている！」

と院長先生はおっしゃるのですが、ほとんどの現場は典型的なトップダウン型になっています。ここは大きなギャップを感じます。

伝えるという行為と、伝わったという結果はまったく別物です。スタッフは、仕事や業務の意味がわからず、院長先生から押しつけられていると感じるから、イライラ、不平不満がつのります。

顔に出すと、院長先生に叱られ、面倒くさいことになるから、表面では笑顔をつくります。仕事もテキパキこなしているように思いますが、心の底から組織を理解し、患者様の幸せに視点をおいて仕事をしているスタッフはごくわずかです。

私の知るクリニックでは、多くのスタッフが、ここで働く理由、医院の理念やビジョンがわからない、もしくはいうことができません。

受付で笑顔が必要な理由も、ＣＳにこだわる理由も、患者様を大事にする理由も、さらには掃除することの理由すらわからないスタッフが驚くほど多いということです。

本来、人は理由がわかれば動きます。とてもシンプルな仕組みだと思います。


これは、よく先生からお聞きする言葉です。

「なんで本を読まないのか不思議だ！」

「セミナーに積極的に参加してほしいのに、なぜ行かないのだろう？」

「もっと仕事にやりがいをもって、イキイキと自立して仕事をしてほしい」

「患者様にはもっと笑顔で感じよい対応をしてほしい」

「歯ブラシをちゃんとすすめてほしいのに、なんでちゃんとやらないんだ？」

「売上げのことをもっと意識してほしい」

スタッフからは、こんな言葉があがっています。

「本やセミナー？　面倒くさい。絶対いや」

「早く仕事が終わらないかな～、今日はデート♪」

「なぜ必要以上に笑顔でいる必要があるの？　疲れる。そうでなくても毎日肉体労働で疲れてヘトヘト」

「高い歯ブラシなんてすすめられませんよ。断わられるのも嫌だし」

「売上げ？　なにそれ？」


ここには、大きなギャップや隔たりがあります。なぜこんなに大きなギャップが生まれてしまうのでしょうか？

それは、先生とスタッフの向いている方向が全然違うからです。

先生は、少しでも組織をよくしたい！　患者様に貢献し質のよい医療を提供したい！……。

スタッフは、少しでも早く帰りたい！　プライベートが大事！……。

ですから、先生が頑張れば頑張るほど、どんどん溝が広がります。

溝を埋めるためには、スタッフに納得できる理由を説明してやってください。そうすれば必ずスタッフは動きます。

2 職場をエステにし、快のモチベーションを！

それでは、働く理由をどのようにスタッフに伝えたらいいのでしょうか？

人は他人の理由ではなかなか動きません。残念ながら、大半の人はそうです。しかし、人の成長やキャリアとともに、他人の理由で動ける時期がきます。

他人の理由で動けるようになると、人はとても強くなります。しかし、若いスタッフにそれを要求しようとすると、ギャップや隔たりが大きくなりがちです。

「患者様の笑顔のために、自己啓発をしなさい、社会貢献しなさい！」といっても、若いスタッフにはなかなかしっくりときませんし、納得できる理由にならないのです。

何のために働くのか？

それは、自分が仕事をとおして成長するからです。成長することが、自己実現につながるからです。自己実現することで、幸せな感情とともに生きることができるからです。

モチベーションには2種類あります。「快」のモチベーションと「不快」のモチベーションです。

先生に叱られるから！　親が仕事をしろというから！　世間がうるさいから……という動機は、不快のモチベーションです。良質なものではありません。
●仕事をすることで自分自身が磨かれ、成長するから！
●女子力アップで魅力的な自分になるから！
●人に貢献することが、自分の幸せにつながっているから！
といった魅力的な存在に近づくための動機が快のモチベーションです。

快のモチベーションで満たすために、私は「職場はエステですよ～」とスタッフセミナーでお話しをします。

「そんな素晴らしいステージを与えられたことに感謝しましょう！」

「ここで輝かずしてどこで輝くのでしょうか！」

と私は訴え続けています。彼女たちの目がキラキラ輝く瞬間です。

「やらされている」「やらなければならない」という感情で働くのは不快型。

「やってみよう！」「やってみたい！」という感情で仕事をすることが快型。

当然、仕事の取り組み方や結果が変わってきます。

「スタッフ全員が何のために働いているか？」を即答できるレベルまで、伝えきってください。

3 質問がスタッフを育てる

納得できる理由がわかれば、おのずと仕事への姿勢が変わります。すると意欲が湧き、向上心が芽生えます。この時です。ぐんとスタッフが成長を見せるときは！　成長時期にたくさんのビタミン栄養剤を与えましょう。それが「質問」です。

向上心を持ち始めたスタッフは、自分自身が輝ける、働くステージを求めるようになります。どんなステージを彼女たちは求めるのでしょうか？　きっと多くの患者様に応援され、支持されているステージがいいでしょう。そんな前向きになっているスタッフに、「応援され支持されるには、どうあればいいのか？」という質問をしてあげてください。

「質問」はパワフルなコミュニケーションツールです。人を成長させる上でもっとも大切な質問をして、スタッフに考える習慣をつくるのが院長先生の役割です。

質問されればスタッフは考えます。こうして、スタッフの思考を深くし、問題解決能力を高める教育を行います。

さて院長先生に質問です。

「どんな人が、患者様に応援され、支持され、愛されるのでしょう？」

それは、同じことを患者様に対して行っている人だと思います。患者様を応援し、できるサポートを懸命に行い、患者様をたくさん愛せる人です。患者様をたくさん幸せにできる人です。

それには、やさしく、笑顔で、周囲を和ませ、癒し、元気を与えるパーソナル資質が必要です。そのためには、多くの本を読んで、自分の資質を磨きます。患者様に満足していただくために、セミナーに参加して技術を磨きます。いつも、心からの笑顔で患者様をお迎えし、お見送りします。

患者様の幸せにつながると信じて、自信をもって歯ブラシをおすすめします。患者様にとって必要だと気づけば、売上げも意識し、貢献するようになります。

いつもの先生のスタッフへの要望が、押しつけにならず、スタッフ自身が考え、気づき、自立して歩けるようになるのです。このように、スタッフの成長のプロセスを感じられる時期を迎えることは、先生にとってもうれしいものです。

この時、スタッフは「人にどう見られるか?」ではなく、「人に何ができるのか?」を考えて実行する習慣が身につけられるような、パーソナル資質が付加されたスタッフに成長しています。質問しても、すぐに答えが出せないスタッフも少なくないと思います。しかし、質問されたことは、潜在意識の中で活動を続けています。質問してすぐに反応できなくても、時間をかけることで、回答を得られるタイプのスタッフも多いのです。

4 質問をさらにパワフルにする必殺法

質問は、きわめてパワフルです。スタッフに考える習慣がつけば、人間関係のトラブルが減り、問題解決を提案型で求められるようになり、意見が活発となり、組織も活性化されます。

ミーティングなどで、スタッフへ質問して、何かしらの回答を得たいとき、有効な方法を一つご紹介しましょう！

大きな付箋（縦76㎜×横126㎜）とフェルトペンをご用意ください。

ミーティングで質問を投げたら、5分間、時間をとります。

制限時間内に、頭にあることを付箋にアウトプットします。

いい言葉を選ぶ必要もないし、かっこうの良い回答を出す必要もないのです。

ただし「わからない」「どうでもいい」「なし」という回答はなしというルールです。

書いたら、必ず一人ずつ発表します。付箋に書いてあることを読み上げればいいのです。

必ず全員の何かしらの答えや意見・考えが聴けます。

いつもなら、決まった人が意見をいったり、物事を決めるようになってしまいますが、

〔図表13〕 問題解決技法を駆使して組織に活性化を

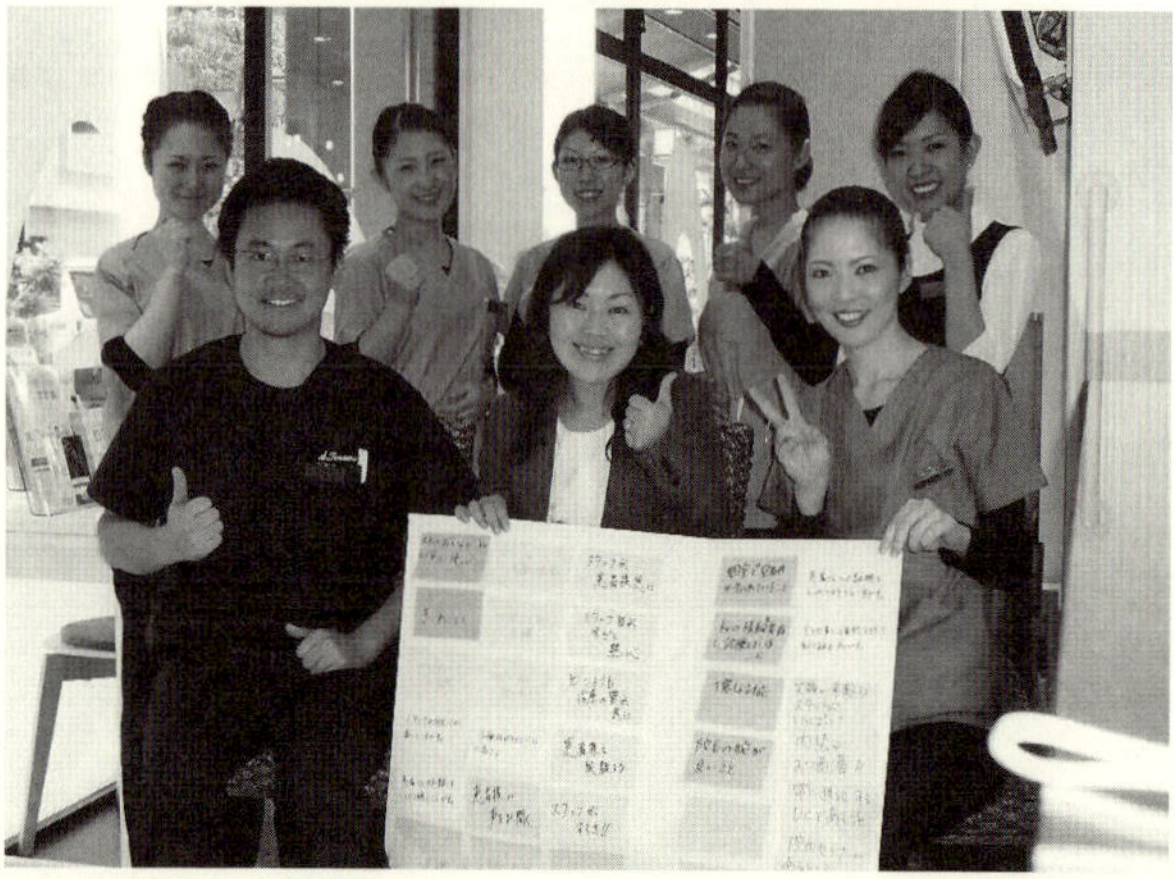

〔図表13〕は、弊社出張セミナー時、デンタルコーチングで付箋を使ったワークで、スタッフに大好評。すべてのスタッフの意見や考えを聴き、思わぬアイデアが飛び出します。スタッフの付箋をすべて大きな模造紙に貼って、全体図を眺めると組織のあり方が見えてきます（古海貴恵コーチによる“デンタルコーチング術”院内セミナーより）。

この方法を導入すると、まんべんなくスタッフの声を聴くことができます。

人の意見を聴いてしまうと、消極的なスタッフ、遠慮がちなスタッフ、新人スタッフなどは、自分の意見は取るに足らないと思って、「○○さんと同じです」「とくにありません」と、自分の考えや意見がいえなくなってしまいます。その結果、アイデアが偏ってしまったり、一方的になり、閉ざされたミーティングとなっていきます。

付箋を活用するだけで、閉ざされたミーティングが解放されます。死んでいる空気が生きた空気によみがえります。

それぞれの考えが書かれた付箋を、発表後は模造紙に貼って、全体を見直してみましょう。

5 褒める！ 褒める！ 褒める！

簡単なようで、なかなかできないのが、この「褒める」ことではないでしょうか？

現場のスタッフからも「先生は私を認めてくれない」「全然褒めてくれない」「必要とされてない」などという言葉をよく聞きます。

先生は、スタッフに患者様に気のきくひと言を伝えてほしいと思っていますよね？

「こんにちは！」という儀礼的な挨拶だけでなく、そのあとに、ひと言ふた言、気のきく言葉を添えてほしいと思いませんか？

「佐藤様、こんにちは。麦わら帽子がよくお似合いですね！」

「田中様、こんにちは。美容院に行かれたのですか？　ヘアスタイルがとってもお似合いですよ」

「加藤様、お疲れ様でした。とても素敵なお鞄ですね！　加藤様はいつもおしゃれでいらっしゃいますね！」

など、挨拶のあとに、しゃれたひと言を添えたら、受付の印象がぐんとアップします。

先生がスタッフに、このような気のきく言葉を伝えてほしいと思ったら、指導する前にご自身がスタッフにまずやってみることです。

そうです！

「やって見せ、言って聞かせて、やらせてみて、褒めてやらねば人は動かじ」です。

先生からスタッフに――

「今日の服装とても似合っているね！　素敵だね！」

「あれっ！　何かいいことあった？　すごくいい表情しているね！」

「髪型変わったね！　いいね～！　どこの美容室に行っているの？」

「○○さんはいつもおしゃれだな～、ボクも見習わないと！」

「今の患者様への心づかい最高だね！　ありがとう」

「○○さんは患者さんから人気があるね！　その秘訣はその素敵な笑顔だね！」

先生がスタッフから患者様に添えてほしいひと言を、いつも先生からスタッフに伝えてください。

褒めるためには、相手に関心・興味を持つことがスタートです。興味を持てば変化に気がつきます。変化に気づきにくい先生は、ぜひ感度を磨いてください。

気づくという感度は、歯科助手にはとても重要なスキルでもあるのです。

先生に感度がなければ、部下である歯科助手に感度が養われるはずがありません。

・スタッフがヘアスタイルを変えたことに気づく
・アクセサリーや服装、小物にも注意を払う
・女性の関心のあることに、情報収集する
・ちょっとしたしぐさや頑張りを見逃さない

そして、褒め言葉にしてぜひ伝えてください。女性脳は必ず喜びます。何より自己重要感が満たされ、仕事をすることへの喜びもふくらみます。

自分がされてうれしかったことを、人にするようになります。スタッフがされてうれしかったことを、患者様にも伝えていきます。

そして、忘れてはいけないのは、スタッフが患者様へ気のきくひと言が添えられたら、褒めてあげてください。

患者様に褒め言葉をかけているスタッフは、まず院長に褒めていただく経験をしていることが多いのです。

普段、褒められていると、自然に人を褒めることができます。なぜなら、褒められたときの心の「快」の状態を知っているからです。

院長先生は、ぜひスタッフの心の「快」状態を与え続けてください。これがスタッフの伸びる原動力となるのです。

6 仕事に夢を与えよう！

こんな話を聞いたことがあるかと思います。

旅人がある町を歩いていると、レンガを積んでいる職人が3人いるのを見かけました。

旅人は、最初の職人に「何をしているのか」と尋ねたところ――

最初の職人は「見ればわかるだろう。レンガを積んでいるんだよ」とぶっきらぼうに答えました。

2人目の職人は「レンガを積んで壁を造っているんだよ」と答えました。

3人目の職人は「レンガを積んでお城の壁を造っているんだ。王様を守るための大事な壁を造っているんだよ」と答えたのです。


この話の意味するところは深いと思います。

見た目は同じ仕事をしていても、それぞれの仕事に対する目的や意味合いがまったく違っているのです。

これは、仕事の成果に大きく影響します。

レンガを積むこと自体が目的だ、と思って仕事をする職人は、作業レベルの仕事です。これでは自分を客観視できないし、目的や目標が持てないばかりか、仕事に夢や希望すら抱けません。

壁を造ることを目的だ、と思って仕事をしている職人は、気持ちのこもった良い仕事をするでしょう。

最後の王様の安全を守るために、大事な仕事をしていると答えた職人は、この仕事に魂を吹き込んでいることでしょう。

自分の前に立っている一本の木から森を想像し、この森が地球にどんな影響力があるのか、夢や希望を持ちワクワクしている人です。誰もかないません。

今の仕事を作業としてとらえれば、その作業に不都合が生じても気にすることはないでしょう。

これが、自分の歯科助手という職業を通して患者様の幸せに貢献する！　というような、大きなビジョンを持っていれば、誰もかなうことのない生きた仕事になるのです。

単にいわれたことをやるだけであったり、お金のためだけであるような仕事では、良質なモチベーションにならず、仕事の質を良くしようとしたり、改善しようとしたりする意欲も湧いてきません。

器材の滅菌作業一つにしても、作業レベルの仕事ではなく、その先にたくさんの患者様の笑顔・幸せ・社会への貢献へつながっていることをイメージさせて、常に目的（ビジョン）を見失わないように先生が舵を取ってあげてください。


人は、自分を過小評価する傾向があります。

仕事も同じように、自分の仕事を小さく定義することが多いものです。

もっと大きな定義——

「歯科助手の仕事が社会貢献につながっている！　世界を救っている！」

とすれば、大きな視野で歯科助手という仕事をとらえることができ、その仕事を成功に導くレバレッジポイントが発見できるようになります。

歯科助手という仕事が、いかに社会貢献でき、素晴らしい仕事であるのか！

器材を滅菌することで、どれだけの方の笑顔と健康を守っているのか！

目の前にある作業の、その先にある大きなビジョンをぜひ伝えてあげてください。

これが歯科助手という自分の仕事を、大きな成功に導くカギとなり、大きな可能性へとつながるのです。

7 人生の長期目標を設定（Being）する手助けを

働く意味や組織のビジョンが理解できたスタッフが、今一つイキイキしていない、楽しそうに感じないとき、もう一つ足りないものがあるのです。

それは、その人が「どう生きたい！」「どうありたい！」という“Being”（ビーイング）です。

これが長期目標設定となります。また、人生の指針にもなるものです。

人生の指針がなければ、どこに行ったらいいのか？

どんな方法で行ったらいいのか？

その道のりを誰とどんな気持ちで歩くのか？

これらがイメージできないとしたら、うまく人生を歩むことができません。

そんな人の生き方やあり方が、他人にイキイキと映るはずがありません。


潜在意識は、常にご主人様からのリクエストを待っているのです。そして、リクエストに応えるために、いつも準備万端なのです。

自分のあり方とは？

自分が大事にしている価値観は何か？

どんな人間でありたいのか？

誰のために、何のために、生きているのか？

自分はこの世で何ができるのか？

どのようなゴールを目指すのか？

そのようなことです。

あり方がなければ、毎日が惰性で場当たり的に生きるしかなく、投げやりで覇気や精気のない人となるでしょう。

この人生のあり方、いわゆる〝Being〟を抱いていること、それを自分と共に常にあることが大事です。

〝Being〟が魅力的であればあるほど、その人はイキイキと輝き、存分に仕事も人生も楽しむことができます。

院長先生には、スタッフが自分の〝Being〟を持てるように、その手助けをする、アドバイスをする役割があります。

8 ドリームプランづくりで"Being"をリアルに描く

"Being"は、頭でう～んと唸って絞り出すよりも、右脳と左脳を存分に使い、五感を利用して、楽しく直観的に見つけていく方法をおすすめします。

とくに、女性脳にはおすすめです。

〔図表14〕の①は「ドリームマップ」といって、望月俊孝さんの「宝地図」を参考にして制作したものです。

ありたい自分像をリアルに描いていきます。

憧れの人や将来の夢、仕事で達成したいことなど、写真やイメージイラストをペタペタ貼りつけてつくります。

〔図表14〕の②は「ドリームプラン」といって、〔図表14〕の①「ドリームマップ」に「マインドマップ」を導入して作成したものです。

マインドマップを導入することで、さらに発想が広がります。真ん中に貼った自分の写真から、仕事・家族・趣味・将来などの大きな枝が伸び、そこから自由発想のドリームプランが描けます。

さらに、どんどん枝葉を増やしていくようにして、自分を象徴するようなキーワード、あり方を書いていくと、その言葉のイメージからも「夢」や「目標」が見つかることがあります。

いつまでに、どんなものが欲しいのか、できるだけ明確にイメージして書き留めておくことをおすすめします。人生が思いどおりにいかないとしたら、本当に欲しいものが見つかっていないケースが多いのです。

また女性は、このようにビジュアルが入ることで、楽しく積極的に取り組むことができます。

「楽しく！」は良質なモチベーションの基本です。

ポジティブな気持ちで、ドリームプランをつくってみましょう。

個々のドリームプランができたら、組織のドリームプランをみんなで制作すると、組織の目指すところが全員でシェアできます。

これが組織の"Being"であり、ビジョンです。

〔図表 14 －①〕　ドリームマップ

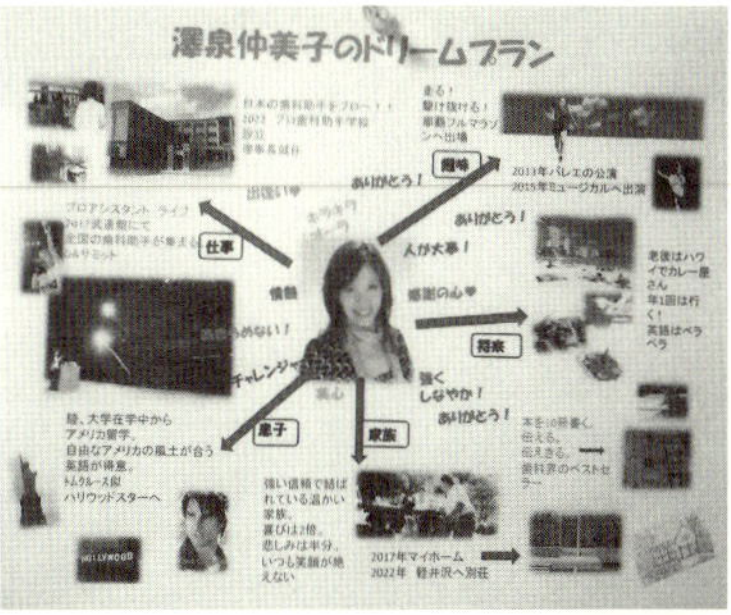

〔図表 14 －②〕　ドリームプラン――宝地図の例

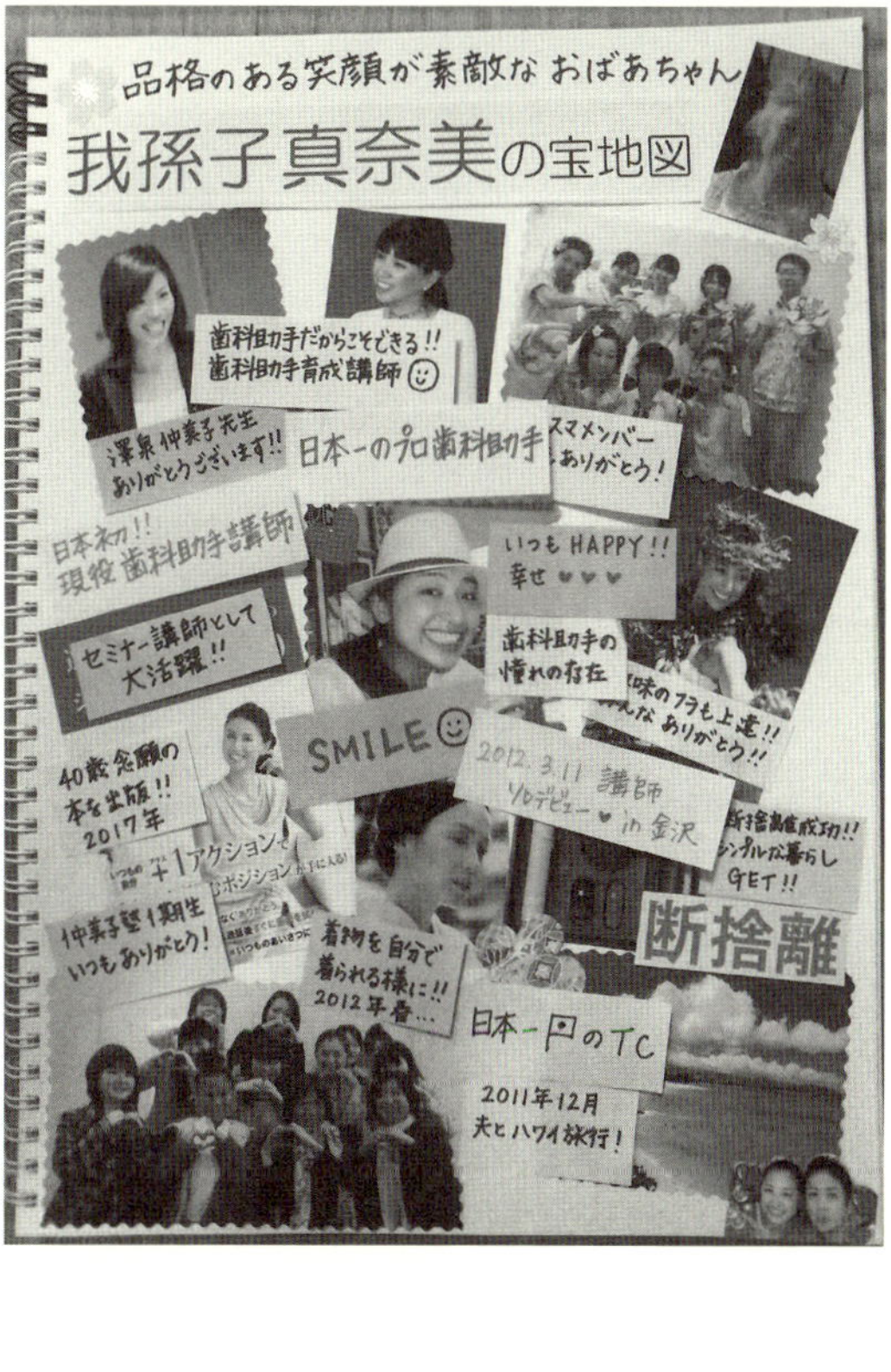
品格のある笑顔が素敵なおばあちゃん
我孫子真奈美の宝地図
歯科助手だからこそできる!!
歯科助手育成講師
澤泉仲美子先生
ありがとうございます!!
日本一のプロ歯科助手
日本初!!
現役歯科助手講師
いつもHAPPY!!
幸せ♥♥♥
セミナー講師として
大活躍!!
歯科助手の
憧れの存在
SMILE
2012.3.11 講師
ソロデビュー♥in金沢
40歳念願の
本を出版!!
2017年
+1アクション
着物を自分で
着られる様に!!
2012年春…
断捨離
GET!!
日本一円のTC
2011年12月
夫とハワイ旅行!

9 モデリングをつくらせる！

より"Being"を明確に引き出すためには、モデリング対象をつくることが有効です。業界で活躍している歯科助手や歯科衛生士を、彼女たちに数多く紹介し、業界で活躍することで、キラキラ輝き、活躍するイメージを具体的に与えてください。

目指すべき目標を設定し、モデリングさせてあげましょう。人を磨けるものは人の存在なのです。そのためにも、具体的に目指すメンターの存在が人の成長には欠かせません。

会えることなら、ぜひとも会いに行き、活躍しているその方の息づかいまで、感じてみることが必要です。ライブで感じさせるのです。

同じ業界で働く、同じ立場の存在は、彼女たちに大きな刺激となります。

「私もあんなふうになってみたいな～」とリアルにイメージし、憧れることでしょう。

歯科医院は小さな組織です。だからこそ、実際にスタッフと一緒に他医院を見学していただきたいと思います。

目指すべき存在を与え続けていくことは、スタッフに未来という種を植えることです。

先生方にとって、経営者にとって、重要な使命と思ってください。

10 "Doing"（キャリアプラン）を立てよう！

　ドリームプランで"Being"を見つけたら、そのためにどうしたらよいかの、いわゆる"Doing"（行動計画）を立てていきます。

　夢や目標には、行動がセットされなければ、すべて絵に描いた餅です。実現性のない、見せかけのプランに終わってしまいます。

　こうなると、せっかくのドリームプランも、見るのも嫌な状態になってしまいます。

　ドリームプランは視覚から潜在意識に語りかけるユニークでとてもパワフルな目標達成ツールですから、ぜひとも行動をセットして有効活用していただきたいのです。

　次ページの行動シート〔図表15〕は10年、20年、30年とプランがありますが、若い歯科助手の方には、まず5～10年間の行動プランを立て、そのあと1年プランに落とし込んでいくのがいいでしょう。

　そして1ヵ月単位、1週間単位と行動を明確にしていきましょう。

〔図表 15〕　キャリアプランのための行動シート

年齢	ライフプラン	ワークプラン	目標・チャレンジ	貯金	行　動
24		チーフアシスタント	新人スタッフ育成	80万円	リーダーシップスキル取得 年間10冊以上本を読む 毎月セミナーへ
25	父が退職	カウンセリング始動	ＴＣ取得 ＰＣ検定	100万円	ＴＣの資格取得 1日15分カウンセリングの勉強をする
26	両親年金生活スタート	カウンセリング主任	院外講師にチャレンジ		食育についてのセミナーに参加する 伝え力を鍛えるための話し方教室に通う コミュニケーションスキルアップのためコーチングの勉強
27	結婚	非常勤へ	講演活動 ＮＬＰにチャレンジ	300万円	人生のコーチをつける
28		秘書検定2級合格			秘書検定合格のため、自宅学習する。1日30分勉強4月～10月まで。
29	出産	英語検定2級合格		50万円	外国人と積極的に話をする交流をもつ
30		常勤復帰	デンタルコーチ取得 プロアシスタントスクール入学	80万円	コーチングの勉強を始める 健康管理に力を入れる。朝食はフルーツ。朝のウォーキングスタート。ヨガを始める

11 「魔女の宅急便」を参考に“Doing”（キャリアプラン）を立ててみる！

さらに、楽しい気持ち（良質なモチベーション）で“Doing”を計画する方法を一つご紹介しましょう。これは、若い女性が大好きなアニメや映画をうまく活用する方法です。

ここでは、ジブリ映画の「魔女の宅急便」（宮崎駿監督）を参考にします。この映画は、お子様のいらっしゃる先生なら、お子さんとご覧になったことがあるでしょう。若い女性に人気が高く、支持されている作品ですから、スタッフの方はご存じでしょう。私も大好きな作品で、10回以上は鑑賞しています。人の心をひきつける作品です。

実は、この作品には女性が仕事をする上で大切にしたいメッセージが方々に散りばめられています。人生の中で「こうありたい！」という姿を見つけ、決断し、それに立ち向かうプロセスの中でマイナス体験をしたり、失敗や恐怖を味わいながら、成長し自立していくあり方を伝えてくれる作品で大変勉強になります。

12歳の主人公キキは、魔法使いになる決意をします。わずか12歳で自分の人生を決断し、ここから自立し始めるのです。自分の道を極める途中、たくさんの失敗を体験し、大きな挫折も味わいます。この時に、素敵な絵描き女性（ウルスラ）と出会い、心の内を相談するのです。きっとウルスラはキキに自身の声を投影させているのだと思いました。セルフコーチングなのです。

キキは「大好きな絵をどうしても描けなくなったときどうする?」「私は本当に魔法使いになれるのかな?」「自分の道を極めることってどういうこと?」と自問自答し、最後には自分自身の中にある答えを見つけていくのです。

キキはこの後、離れた両親に手紙を書きます。「落ち込んだりもしたけれど、わたしは元気です」と、シンプルですが、やさしさにあふれた素敵な言葉です。

落ち込んでも、周りの人に心配をかけない気づかいができ、最後にはちゃんと地に足を着けて笑顔で生きていく。いつも前向きで、不器用なりにも力強く生きていく——そんな女の子から、私たちが強いメッセージ性を感じとることができます。

今、先生の医院で頑張っているスタッフは、人生のどこかで「歯科助手になる!」と決断してここにいるのです。その決断を信じて、この道を極めるキャリアプランを立てることをすすめてください。これが"Being"に対する具体的な行動プランの"Doing"です。

ストーリー性の高い映画やアニメは、スタッフ教育やマネジメントで大いに活用できるツールです。時には、ミーティングでスタッフから親近感が持たれる、こんなアニメを一緒に鑑賞し、感じたことをシェアし合いながら、それぞれの"Doing"プランを一緒に立ててみるのも素敵ですよ。心が通い合う時間が過ごせるはずです。

12 読書の習慣づくりをはかる

本を読む習慣は、人を成長させるだけでなく、人生をも変えていくきっかけを与えてくれる素晴らしいものです。

本を通して、たくさんの著名人と会うことができます。本の中でですが、素敵なことです。時空を超えて、絶対に会えないような超有名人、歴史を変えてきた革命人などに会えてしまうのです。こんなに素敵な世界はありません。

私は、本やセミナーは自分のお金で買うように、スタッフに指導しています。人から与えられたものでは、自分の血肉にならないからです。そして、読書で大事なことはそのあとの行動です。

やっぱり行動です。行動に移しておかなければ、読んでないのと等しいくらい忘れてしまうものです。

私は、独自の読書感想文をスタッフ教育では使用しています。読書感想文をファイリングして、すべてのメンバーが見えるようにしておくのも、良質な情報提供ですし、読書へのモチベーションが高まります。

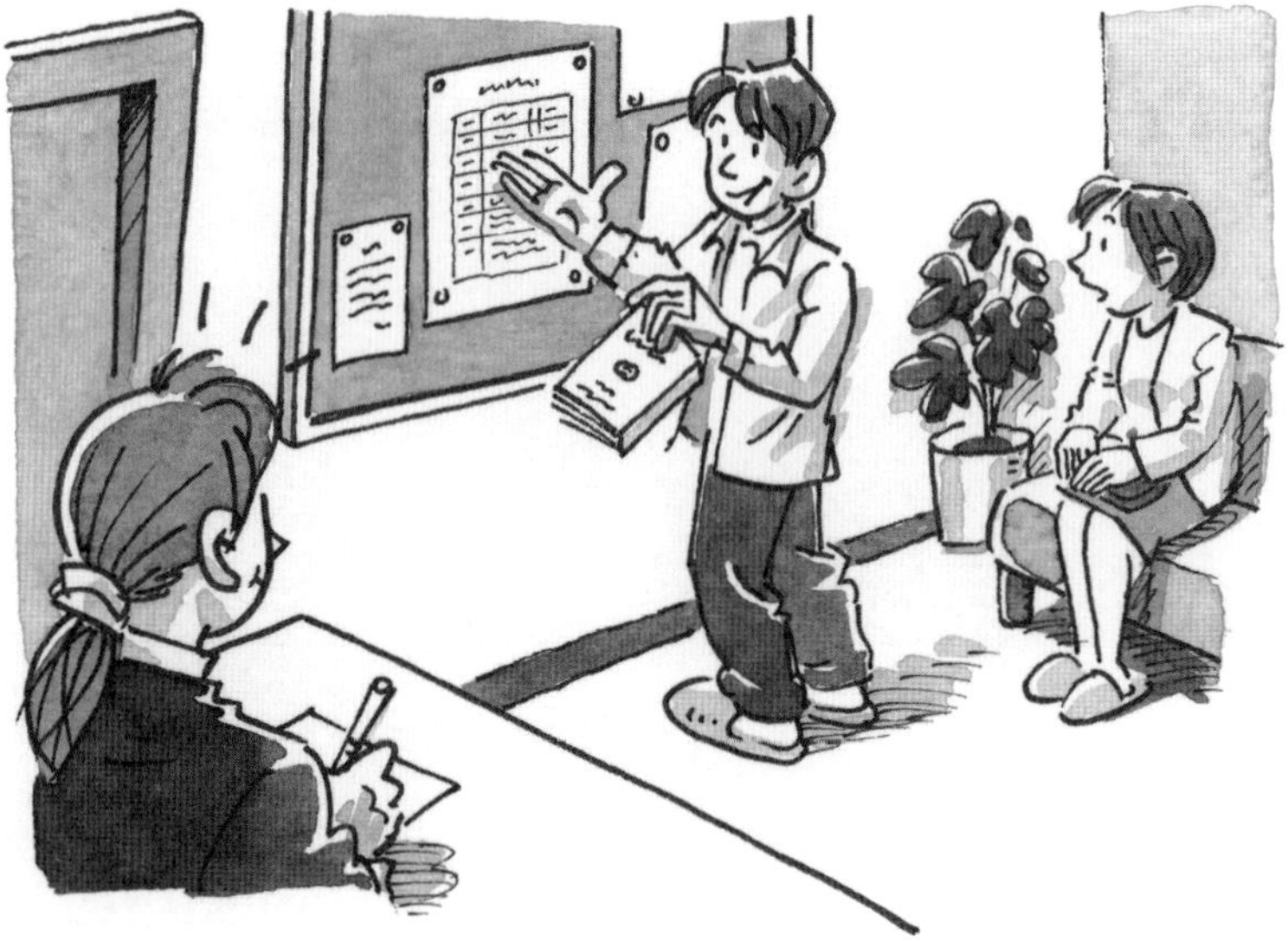

読書感想文も、駆使してオリジナルを制作してみてください。この本から何をどう学び、どのように仕事や人生に活かすのかを体を通して考え、アウトプットさせることがとても大切です。

インプットする際に忘れてはいけないことは、アウトプットです。

読書感想文を、医院のホームページやブログ、ＳＮＳなどにアップしたり、待合室に掲示しているクリニックもあります。

できるだけ「見える化」システムにして、人目に触れるようにしておくと、院長やスタッフ以外の、患者様や外部の方からもお声をかけていただけるようになり、読書へのモチベーションもより高まります。

〔図表 16〕　**読書感想行動シート**

名前（　　　　　　　　　）

書籍名		著者	
きっかけ		紹介者	
読書時期		何冊／目標冊数	冊／　　冊中
感想	非常に面白い・面白い・ふつう・いまひとつ・面白くない 理由：		
インパクトの 強かった内容			
本の中の 好きな言葉			
ここから 誰に何を伝える？			
実践すること・ 取り入れること	（仕事面） （プライベート面）		
半年後の行動を 振り返り	仕事面 プラベート面 次のアクション？		

13 歯科助手にステップアップの資格取得をバックアップする

歯科医院のステージの中で、歯科助手にステップアップできる制度を設けましょう。

歯科助手が働きながら取得できる認定資格を目指すことで、新たなやりがいやポジショニングの引き上げにつながります。活躍できる仕事の幅も広がります。

歯科医院内で唯一ライセンスのない歯科助手ですが、仕事に誇りを持ち、モチベーションを上げるためには何ができるかを、全国の歯科助手にリサーチしました。

以下は「どうしたら、さらに働くモチベーションが上がり、そのモチベーションを維持し続けることができるか?」「どんな仕組みがほしいか?」という質問への回答です。

「クリニックの壁に取得した証書を貼ってほしい」

「肩書き入りの名刺をつくってほしい」

「歯科助手のネーミングをもっと格好よくしてほしい」

「〝コーチ〟や〝コンシェルジュ〟などのバッチを白衣につけたい」

「歯科衛生士とは別の職種として確立してほしい」

肩書きやポジショニングも、仕事をするうえで大きなモチベーションをつくります。

大切なことだと思います。ぜひこれを機に、歯科助手へステップアップステージを提供して差し上げてください。

歯科助手向け認定資格制度のあるスキルアップセミナーや講座には「トリートメントコーディネーター」「デンタルコーディネーター」「受付コンシェルジュ」「秘書技能検定」「歯科医療事務講座」「歯科プロアシスタントスクール」などがあります。

次に、それらの資格・運営団体等の情報について、ご紹介していくことにします。

■トリートメントコーディネーター

資格認定や講座運営は、日本歯科TC協会が行っています。歯科助手がトリートメントコーディネーターの資格認定を受け、専門職として歯科医院の現場やフリーとしても活躍するケースが多く見られます。

以下、日本歯科TC協会のホームページより一部紹介文を引用します。

トリートメントコーディネーターは、治療者と患者の間に立ち、双方にとって満足のいく治療をすすめるための調整役を行います。

米国では（クラークとも呼ばれる）名称として確立されており、高度なコミュニケーション能力で、患者へのカウンセリング、プレゼンテーションを行い、時には支払いについてのファイナンス計画まで立てることがあります。

日本では、患者さんとのコミュニケーションのあり方などを、体系的に学んだりする機会や受入体制が、歯科界には十分備わっていないことが指摘されています。

また、歯科医院が永続的に存続し、良質な歯科医療サービスを提供していくためには、チーム医療に支えられた歯科医院経営を実践することが不可欠です。

こういった状況を背景に、また時代の要請に応えていくために本協会は、co-dental に対して「自費治療や予防分野を中心とした最新歯科情報」「コミュニケーション」に関するセミナーや情報提供を行っていきます。

運営/日本歯科TC協会/お問い合わせ先:03-5842-5511

■デンタルコーディネーター

以下、主催者である日本歯科コーディネーター協会からのご案内です。

デンタルコーディネーターとは、歯科医院におけるさまざまな「コーディネート（=調整）」を行う存在。コーディネーターは、クライアントが「また行きたい」と思う歯科クリニック、「また会いたい」と思うスタッフになるために、考え行動するスキルが必要です。具体的には医院の理念を理解し、相手を思いやるホスピタリティマインドを持ち、豊かなコミュニケーション能力が求められます。

日々の業務としては、初診クライアントとのカウンセリング（悩み事や心配事のヒアリングと共感）、クライアントがドクターやスタッフとのコミュニケーションでわからなかったことなどの確認と伝達、再来院のための連絡、治療に関する補足説明、院内外の環境整備、院内ミーティングの調整等々、非常に多岐にわたります。

デンタルコーディネーターは、歯科助手や受付の方にも広く門を開いています。

〔現役デンタルコーディネーター（歯科助手）の声〕

ときわプロケア歯科クリニック・執行ひかるさん

デンタルコーディネーターとして大切なことは、クライアントの隠れた想いを受け止め、支えることだと思っております。そして、医院の「想い」を相手に伝えること。自分だったら……、家族の口だったら……をいつも考えてお話しています。

ある時、クライアントから「あなたがいてくれてよかった」「あなたがいつも話を聞いてくれるから安心する」といっていただき、感動しました。それからは〝私の存在でもっともっと患者さんを幸せにしたい！〟というのが私の目標になりました。

こんなにさまざまな老若男女と、毎日〝心〟で会話するお仕事ってあまりないと思います。歯科医院で働く医療人として、コーディネーターという自分を誇りに思います。これからも学び続け、このお仕事を通じて自分自身が成長していけるよう、日々全力で楽しみながら頑張っていきます。

運営／日本歯科コーディネーター協会／お問い合わせ先：０８００－１１１－４５１０

■受付コンシェルジュ

運営・資格認定は日本デンタルスタッフ協会。コンシェルジュは、ホテルでお客様のさまざまな要望に対応するスタッフの呼び名でした。あらゆる要望を心で汲み取るための、豊かなホスピタリティや経験・知識・技術が必要とされます。歯科医院の受付でも、クオリティの高いマナーサービス提供を求められる場合も少なくありません。

以下、日本デンタルスタッフ協会田中法子代表からのご案内です。

私はこれまでクリニカルコーディネーター養成に携わらせていただく中で、さらに患者さんに寄り添い、想いを「聴く専門家」が必要と感じたとき、ヨーロッパで体験したコンシェルジュの役割を思い出しました。まさにこれからの歯科医療において、歯科医院の門を意味する第一印象と、金庫を意味する経営の鍵を握るのはスタッフの力であると考え、クリニック（受付）コンシェルジュ養成講座を開設いたしました。

ワンランク上の患者応対を目指す歯科医院において「聴く専門家」クリニックコンシェルジュは必要不可欠であると考えます。

運営：日本デンタルスタッフ学院／お問い合わせ先：03‐6269‐3403

■歯科医療事務講座

歯科の保険請求事務は複雑だといわれています。

確かに、医科に比べ範囲は狭くても、解釈が深く複雑なケースが少なくありません。返戻をどのように解釈し、どう処理してよいか悩むケースもままあります。

オンライン化といえども、レセプトを点検したり見直したりをすることも必要でしょう。

歯科医師が診療に集中していただくためにも、保険請求事務は専門家に任せましょう。

できれば、院内の歯科助手に保険請求について学ばせ、専門家として育てたいものです。

私と同じ歯科助手出身で、現在は歯科医療事務の会社を設立し活躍されている駒津智永子代表が、歯科助手の歯科医療事務教育を担っています。

以下、駒津代表からのご案内です。

病める人を思い真摯に日々診療に取り組まれている先生方、しいては日本の医療界のために、地味でも真摯に貢献されている先生方に思いを馳せ、また病める方の立場にも思いを馳せ、医療事務見地から単なる点数増減に判断されるものでない、現場に沿った質の良い医療のための保険制度のあり方、皆がHappyになれる医療保険のあり方を常に考え、サポートさせていただけたらと考えております。

運営：Whisper／お問い合わせ先：Whisper.infomail@gmail.com

■文部科学省認定秘書技能検定

秘書技能検定は、秘書を目指す人だけの検定試験でなく、一般社会で働く多くの女性が一般常識として身につけていなければならない実務知識を問うのが秘書技能検定です。今では女性だけでなく、企業全体として秘書技能検定に取り組んでいる組織が多数あります。歯科の患者様側がそのような体質になっているということです。

一般常識やマナーを知らないのは、「歯科医院で働く私たちだけ」という見方も出てきます。歯科助手なら、最低でも3級レベルは取得していたいもの。受付を任せるスタッフなら2級取得を目指すようにしてほしいと思います。一般社会で精通する技能検定ですから、クリニック全体で2級合格をチャレンジしてもよいと思います。

主催団体名／財団法人実務技能検定協会／お問い合わせ先：03－3200－6675

■歯科プロアシスタントスクール

まえがきでお伝えしたとおり、私たちはプロの歯科助手を次のように定義しています。

①歯科助手の仕事に希望・情熱・誇りを持ち、組織と患者様の幸せに全力で貢献している。

②患者接遇マナースキルを習得し、歯科受付業務をすべて任せることができる（文科省認定秘書技能検定2級取得または同等程度の秘書能力を持つ者）。

③カウンセリング業務をすべて任せることができる（コミュニケーションスキルと歯学知識を持っている）。

④歯科医師・歯科衛生士・歯科技工士に最高のステージを提供できる診療介助スキルを持っている。
⑤内面価値が常に磨かれ、ヒューマン能力が高い（素直・笑顔・挨拶・感謝・尊重・思考）。
⑥経営視点を持ち、組織の売上アップに貢献している（マーケティング能力）。
⑦リーダーシップを持ち、スタッフ教育ができる（マネジメント能力）。
⑧自立している（向上心・学習・チャレンジ・自分軸・役割・責任・魅力）。
①～⑧の条件は、一朝一夕に取得できるものではなく、日々の努力や精進の積み重ねが必須です。また、それぞれの専門家が知識や技術を伝承することも必要です。
私たち㈱オフィスウエーブでは、歯科プロアシスタントスクールを開校し、①～⑧についてを1年間かけて学び、技術を取得する環境を整備しました。

プロの歯科助手とは、知識・技術はもちろんのこと、内面価値を高めることが、非常に重要なことと思っています。内面価値とは思いやり、感謝の心、ものの見方・考え方と……目に見えないものです。

目に見えないものを鍛え上げ一流を目指す1年間に、私自身も全身全霊で注いでいきます。

運営／㈱オフィスウエーブ／お問い合わせ先：０３‐６２６５‐００８１
Email　ow@office-wave.jp

14 カウンセリングこそ歯科助手を担当に

(1) カウンセリングを導入しよう

カウンセリングというと何やら難しそうで、「とても当医院では無理！」「専門知識や資格がないからできない！」「カウンセリングルームがないから無理！」とおっしゃる先生が多くおられます。

カウンセリング導入医院は、まだまだ少ないのが現状ですが、とくに形式が決まっているわけではなく、その歯科医院ならではのカウンセリングを構築していけばいいのです。また、実際に行っていくと、さほど難しいことではなく、専門のスキルを必要としなくとも、十分にカウンセリングを行えることがわかります。

場所も特別になくても大丈夫です。ユニットや待合室、受付を利用して行っている歯科医院もあります。

とにかく患者様は、要望や気持ちを聴いてほしいのです。ですから、聴いて差し上げればいいのです。いたってシンプルです。

私がカウンセリング導入を強くおすすめする理由は、患者様が痛いから行くという歯科医院のあり方や概念が変わりつつあるからです。

患者様は、生涯にわたりお付き合いできるホームドクターを求めています。情報をたくさん集めて、生涯かかりつけで通院できる歯科医院探しをしているのです。

患者様からは、次のような声をよくお聴きします。

「先生は治療の腕はいいけど、何を考えているかわからないわ！」

「ちょっと怖い感じで話しかけにくい」

「もう少し聴きたいけど、先生に直接聴くって、なかなか勇気がいることよね！」

「歯医者って、まだまだ一方的で押しつけられる感じ。こちらの気持ちを聴こうなんて思ってないよね！」

先生は、患者様のお気持ちをお聴きになっているようでも、実際には〝聴いてもらえていない〟と感じさせていることが大変多いのです。

歯科助手にリサーチすると、「先生にはどうしても言いにくくて……」と、先生にはいえないことを、些細なことからとても大事なことまで、患者様が打ち明けてくれることがとても多いそうです。

実際、歯科助手に聞くと「えっ！　こんなことも先生にお聴きになれないの？」と驚くこともあるようです。

患者様のお話を聴くだけで、先生の歯科医院のポジショニングが変わります。

「私の話を一番聴いてくれる歯医者さん」と、患者様の中で先生の歯科医院のポジションが決定づけられます。結果として、患者満足度も非常に高まるのです。実際、患者様のお話（お気持ち）を聴くことが、歯科医院におけるカウンセリングの本質です。

この大事な役割も、診療行為の専門職以外の歯科助手が適任です。

「聴く」は、コミュニケーションスキルでも大きなテーマとなります。コミュニケーションスキルを磨くことで、「聴く」能力が高まり、患者様の本来のお気持ちやご要望をしっかり引き出せるようになれば、最高のカウンセリングとなります。

歯科助手には、コミュニケーションスキルを学ばせる機会を、ぜひつくってあげてください。

(2) いろいろなカウンセリングがある

初診時のオリエンテーションカウンセリングに始まり、セカンドカウンセリング、補綴カウンセリング、終了時・リコール時カウンセリングなど、それぞれカウンセリングの目的や方法が異なります。

歯科助手の場合は、とくにメンタルカウンセリングなどで、患者様が歯科医院に通院される際の精神面のサポートをカウンセリングで担えたら、歯科医院への信頼は高まり、患者様との関係性はさらにより良いものに発展します。

患者様のメンタリティを、歯科助手がサポートすることで、「患者様が元気になる！」「笑顔になる！」と、患者様が笑顔で元気なら、その家族も幸せになります。幸せの連鎖が広がります。

７万軒の歯科医院が、この幸せ連鎖の発信源になったらどうでしょう？

歯科業界から、国民の幸せが発信できるなんて本当に素敵なことですね！

⑶　カウンセリングで成約率を上げる

まず、カウンセリングの目的を、いつも明確にしておいてください。

〝誰〟のための〝何〟のためのカウンセリングなのか？

患者様が最良の治療を受けることで、幸せになるためのカウンセリングです。患者様が悩んだり、迷っているときには、この原点に戻ることが大事です。

また、補綴や予防カウンセリングを行う際に、患者様に十分情報提供ができず、お断わりされるケースがあります。断わるには必ず理由があるのです。

この理由について、分析したことはありますか？

お金がないから……。時間がないから……。面倒だから……。

これらは「言い訳」です。やらないこと、できないことへの言い訳です。

ですから、患者様からお断わりを伝えられて、

「そうですか！　わかりました」

とお返事しては、患者様に大変失礼です。

「なぜ？」って、カウンセリングの目的に戻ればわかります。患者様に最良の治療を提供して、幸せにすることが目的ですから、その目的が言い訳によって中断しているとしたら、医院側に問題がたくさん残っていることになります。

まずは、十分な伝え力を持っていないこと。

次に、患者様の断わる理由を分析していないこと。

なぜ患者様が「お金がない」「時間がない」……とおっしゃるのか、デンタルコーチングの「質問力」スキルを使って質問をしていきましょう。拡大、視点変換、俯瞰、確認のスキルを活用すると、患者様の本来の想いにたどり着くことができます。

患者様が本当に手に入れたいもの、将来の姿をリアルにイメージしていただき、そのために何ができるのかを一緒に考えることで、患者様自身が気づき、行動を起こされます。

この場合は自立診療です。自ら予防に取り組める力を育てるのです。

カウンセリングを担当する歯科助手が、患者様に考え行動する力を育てる役割も持ちます。これは何度もカウンセリングを重ね、十分に患者様のお気持ちを聴くことで、信頼関係が築かれているからこそ実現することです。

15 院長秘書を育てる

草津駅前デンタルクリニックの田上さんや、ヨリタ歯科クリニックの新谷さんは、院長先生の秘書業務をしっかり受け持つ歯科助手として活躍されています。

お二人の行っている秘書業務をあげてみましょう。

●季節のあいさつ／暑中お見舞い・お中元・お歳暮・クリスマスカード・年賀状の作成
●お礼状の作成
●季節や行事の飾りつけ／正月・節分・ひな祭り・桜入学・こどもの日・梅雨・海の日・夏休み・紅葉・ハロウィン・七五三・クリスマス
●患者様からのメールへの返信
●患者様のご相談窓口
●院長との同行／院長にお供して医院見学、院長の持ち物を準備、手土産の手配（ご当地もの、先方の好み、人数を把握しておくこと）、お礼状やお礼の品の手配、訪問先での挨拶、食事同席
●開業祝い・改装祝い

●電報手配
●スケジュール管理
●取引先や院長の大切なお客様への電話やFAX、メールなどのやり取り
●慶弔時の電報、訪問してのご挨拶

こうした院長秘書の仕事を受け持ちます。

院長先生とお客様とのお食事の同席時に、恥ずかしくないようにテーブルマナーもしっかり取得しています。服装や身だしなみ、立ち居振る舞いも上品でエレガントです。

「私がマナー違反をしたら、院長先生に恥をかかせてしまうので、いつもよりもさらに気持ちを引き締めて対応させていただいております」と田上さんはおっしゃいます。

このような院長先生の秘書業務は、歯科診療の専門以外の歯科助手ならではの仕事です。しかも、秘書の仕事は歯科医院のサービスのグレードを上げるだけでなく、患者様からの絶大なる信頼をいただける重要な仕事です。

専門知識を学んだら、実践の場でそれを活かさなくてはなりません。ですから、ご紹介した文科省認定秘書技能検定3級は必須です。2級まで取得できれば、新谷さんや田上さんのような院長秘書業務が担当できるようになります。歯科助手が輝き、羽ばたけるような華麗なステージを準備すること、与えることが院長先生の役割ともいえます。

どうぞ歯科秘書としての活躍の場を歯科助手に与えてあげてください。

プラスα1

愛され院長になるために……

1 なでしこジャパン・佐々木監督の女子操縦術

〝なでしこジャパン〟を率いる佐々木則夫監督の〝女子操縦術〟をご存知でしょうか?

院長先生がトップで、女子の集団を束ね、統率し、采配を振るう歯科医院の組織では、大変参考になると思います。

なでしこジャパン・佐々木監督が提唱する〝女子操縦術〟とは、
①上から目線はご法度
②男女の違いを知る
③鼻毛にご注意
②の男女の違いについて、本書では第1章で詳しく述べました。
佐々木監督も「男女には本能レベルでの違いがあるのだ」とおっしゃっています。男女の違いを知ることは、女子操縦術においてとても大切な観点なのです!
①の〝上から目線ご法度〟については、上からではなく横から発信する〝横から目線〟という言葉が新鮮でした。自分の経験と価値観に固執することなく、同じ立場や高さで、相手の懐に飛び込んでみるのです。今までの押しつけや上目線では、見ることのできない

未開拓な部分を切り開いていらしたと思います。

③の〝鼻毛にご注意〟は、監督の奥様からの助言だそうです。奥様の元上司は仕事ができたのに、いつも鼻毛が出ていたため、女性社員からの信頼と尊敬が集められなかったのです。「女性は男性以上に細かいことに気づき、細かい情報を本質以上に気にすることもあると、妻から学びました」と佐々木監督がおっしゃっていました。たしかに、叱ったときに鼻毛が出ていたら、女性はひきます。威厳もなくなります。「身だしなみ」は、院長先生ご自身を守るものです。

このプラスαの章では、私が女性だからこそ気づき、お伝えできる男性の身だしなみ・マナーについて愛情をもってお話しします。

先生の努力は、必ず女性スタッフの心に届きます。先生が変わらなければ、スタッフも組織も良い方向に変わることはありません。

私が存じ上げる成功した組織では、院長先生が「問題があるとすれば、すべて自分の中にある」とおっしゃって、自分自身の問題と向き合っておられます。そして、水面下の努力が必ずあるのです。成功の裏には必ず努力が存在していました。

これが成功の原理原則なのだと確信しております。

私は、組織やスタッフのために変わろうと努力を惜しまない先生方の姿に、本当に尊敬の念を抱いております。そんな院長先生に、スタッフは自然についていきます。

2 愛され院長の愛されるマナー教室

◆愛され院長のトイレの使い方

「クリニックが汚い！」「掃除が行き届いてない！」とガミガミ怒っていらっしゃる先生、ご自身はクリニックのトイレをどのようにお使いですか？

はねたり、汚したりしていませんか？

スタッフの仕事を、院長先生ご自身が増やしていませんか？

トイレをきれいに使うのは、紳士のマナーです。できれば座って行っていただきたいものです。スタッフの誰も、先生にこのようなことは頼めないことだと思いますので、私が医院のスタッフを代表してお願いします。

便座、蓋ともに、元の位置に戻してください。男性は、両方とも開けっ放しのことが多いようです。

手を洗ったらシンクに水滴が落ちていませんか？

落ちていたらティッシュで拭き取ってください。ティッシュは、次の方が使いやすいように、先を三角に折ったり、残り少ないようなら、早めに補充をしてください。

◆愛され院長のエレベーターの乗り方

エレベーターは先に乗って、最後に降りるのが原則です。

誰が？

紳士が！　です。

堂々と後からのって、行き先階をいって、着いたら自分がさっさと降りる？　そんな自分勝手なことをしていませんよね？

最初に乗って、エレベーターのボタンを操作します。降りるときは自分が一番最後です。

エレベーターは最初に乗って最後に降りるものと心得てください。そんな心づかいが大切なのです。

◆愛され院長の身だしなみ

通勤着がだらしなく、おしゃれにもまったくの無頓着では、女性からの信頼と尊敬は得られにくいです。

背中にはフケが落ちている。服はくしゃくしゃ。毎日同じ服装。

大人になったら、自分のマナー違反を誰も教えてくれません。知らされないばかりか、軽蔑をされてしまいます。

どんなものを着たらよいか迷ったら、「今どんな感じの服が、良い印象になるのでしょうか」と、ショップの方にひと言相談してください。親切に教えてくださいます。

スーツを着用するときには、値段の高いスーツよりも、靴や靴下を気にしてください。

靴下は立っているときは見えませんが、着席した時に目立つものです。

おしゃれな紳士は、長めの靴下を履いています。座った時にすね毛が見えないようにマナーを整えているのです。

一見、見えにくい部分ですが、このようなところに気を配ることが紳士のマナーです。

スタッフばかりにマナーや身だしなみを整えてほしいと先生が要望しても、先生ご自身がそうでなければ、女性の耳には届かなくなってしまうものです。

◆愛され院長は気がきく

女性が重たいものを持っているようなら、さっと手を差し伸べます。高いところの作業をしているようなら、交代します。ここに気がつくことが大切です。

ただし、なんでもかんでも手伝えばよいということではありません。女性のバッグは、とても大切なものを入れていたり、プライバシー上の問題もあるので、代わりに持てばよいということでもないのです。

無神経と思われてしまわないように、ここは注意が肝心なところです。

重そうな荷物は「重そうだね！　持とうか？」と、一声かけてから手伝いを申し出ます。

先生のそんな気を配るお姿を、スタッフが見逃すはずはありません。

先生のやさしい気づかいを見て、スタッフが患者様へやさしい気づかいができるようになることが理想です。

◆愛され院長はレストランで威張らない！

スタッフの慰労のため、院長先生が食事に連れて行ってくださることも多いですね。そんな際、日頃やさしい院長先生が、急にレストランの店員さんに対して、大きな態度をとったり、威張っていたり……したら、それを見たスタッフは、二面性のある先生だと感じてしまいます。

お食事の仕方もＴＰＯを忘れないでください。

おしぼりで顔を拭いたり、レストランで足を組んで食事をするのはマナー違反です。レストランの店員さん同様、クリニックに出入りする業者さんにも親切丁寧な言動で接してください。

◆愛され院長は時間を守る！

患者様が30分遅刻をしたとき「なんて時間にだらしがないんだ！」などと、ついつい患者様を非難してしまうこともあります。しかし、この〝つい！〟が、スタッフの言動に大きく影響を与えます。

患者様が遅刻をするのは、クリニックに問題があることもあります。怒る前に、なぜ遅刻をさせてしまうのかを、ぜひスタッフと一緒に話し合ってほしいものです。

クリニック側に、時間をしっかり守る習慣ができていないこともあります。たとえば

「10時からミーティングをしよう！」といっても、10時ぴったりに始まらないクリニックが大変多いのです。

日頃からクリニック内で時間の管理を厳密にして、5分前行動をきっちり行うことで、患者様も不思議と時間を守ってくださるようになります。組織が時間を大事にしているか否かが伝わってしまうのです。このように、クリニックは患者様の鏡。先生はスタッフの鏡。愛され院長が、愛されるスタッフを生んでいくのです。

◆愛され院長の話は短い！

歯科医院で働くスタッフは、どうしても拘束時間が長くなってしまいます。朝礼・終礼は大切ですが、ついついそこで小言・注意をいったり、アドバイスや問題解決をしたくなり、話が長くなることがあります。

よく聞いていると、同じことをグルグル繰り返して話していたり、要領を得ないことがあります。「何を伝えるか？」をよく考え、核心で伝える努力をお願いします。

スタッフは、クタクタで1分でも早く帰りたいと思っています。

相手の気持ちや空気をキャッチして行動することも大事ですし、大切なスタッフの大切な時間を大切にする気持ちが、愛される院長のマナーです。

◆愛され院長は読める字を書く！

お忙しい院長先生に大変申し上げにくいのですが、カルテの字が読めないケースが多いのです。スタッフが困っています。

できたら、わかりやすい字で書いてください。これは、相手への思いやりでもあります。コミュニケーションの一つでもあります。

美しい字を書く必要はありません。相手に読めるか・読めないかの判断基準を持っていただきたいと思います。

相手が読める字を書く――小さな心がけのようですが、これはスタッフへの大きなやさしさです。このような気づかい・やさしさが、クリニックの雰囲気を良くします。

◆挨拶・笑顔は愛され院長の必需品

スタッフに「礼儀礼節がなってない！」「笑顔が足りない！」とおっしゃる院長先生には、ご自身がどうかを質問したくなるのです。

「院長先生は感じの良い方だな～」と感じる歯科医院では、スタッフの笑顔・挨拶も素晴らしいです。そして、その反対もしかり……なのです。

人付き合いには「鏡の法則」があります。こちらがきちんとした対応をすれば、相手もきちんとします。こちらが嫌えば、相手も嫌います。こちらが非礼なら、相手も非礼なのです。

相手がどうであれ、まずは院長先生には、率先して笑顔と挨拶を遂行していただきたいものです。それが院長先生の〝愛され軸〟となり、この軸を中心に愛されクリニックができるのです。

◆ユーモアは愛され院長の秘訣

ユーモアとダジャレは違います。

ダジャレは自己満足な世界ですが、ユーモアは人を楽しく、幸せな気持ちにさせるものです。

ただただ、真面目一筋では息が詰まってしまいます。スタッフにも、時には笑わせたり、ほっこりするような時間の提供をするところに、愛され院長のやさしさや人としての器が試されるのだと思います。

一流の人は、例外なくユーモアのセンスを持っています。

ユーモアとは上質の知性だと思います。そして、これはトレーニングして磨き上げる努力も必要です。ユーモアのセンスを磨くことで、人間力が磨かれます。それくらい大切だと思ってください。

ユーモアは重要なコミュニケーションの一つです。そして、愛され院長の品格ややさしさ、知性を象徴するものでもあります。

プラスα2

歯科医院の成長につながる歯科助手の活用事例

〈執筆担当〉
㈲ファイナンシャルプラス代表取締役
澤泉千加良

1 《歯科助手活用ポイント1》女性の特性を活かせる専門分野をつくる

ここでは、私が主宰する「トップ1％歯科医院倶楽部」会員歯科医院で、歯科医院の成長につながっている「歯科助手の活用事例」を紹介していくことにします。

歯科医院の成長につながっている「歯科助手の活用」で、それぞれの医院が大切にしていることが2つあります。

ひとつは「女性の特性・良さ・強み」を理解すること。そして、もうひとつは「女性の特性・良さ・強み」が活かせる仕事をひとつ任せて、「専門分野というポジション」をつくることです。

「専門分野というポジション」を持つことで、医院の中に歯科助手の居場所ができ、自分が必要とされていることを常に感じられるようなります。

歯科助手が、安心して専門分野の仕事やその他の仕事ができる環境をつくることが、大事なのです。

歯科助手に対して「女性の特性・良さ・強み」を活かした専門分野の仕事をする「専門家」という意識で仕事を任せるのか、助手という言葉のイメージから、「何でも屋」「補助者」

という意識で仕事をさせるかでは、歯科助手の仕事への姿勢や成長に雲泥の差となってあらわれます。

会員歯科医院が、歯科助手の専門分野づくりに活かしている「女性の特性・良さ・強み」は、主に次の６つです。

①育む・育てる
②守る
③一緒に、共有・共感を分かち合う
④コミュニケーション
⑤感情・感性での判断・表現
⑥細部・衛生面への配慮

これらの「女性の特性・良さ・強み」が、患者さんとの信頼づくり、患者さんの健康維持、歯科医院のイメージアップ、スタッフ採用・育成などと密接につながり、歯科医院の成長・発展に欠かせません。

2 《歯科助手活用ポイント2》自分の役割を意識して仕事をさせる

「歯科医院における自分の役割」を意識して仕事させていくことも、大事なポイントです。「女性の特性・良さ・強み」を活かした専門分野の仕事には「患者さんのための役割」「歯科医院のための役割」の2つの役割があります。

院長は、この2つの役割を歯科助手にしっかり伝えて、歯科助手に「歯科医院における自分の役割」を意識して、仕事をさせてあげることです。

自分の役割を意識することで、行動が変わります。たとえば「子供と一緒にいる」と意識すれば、子供の手本になるような行動をしようとします。「ダイエット」を意識すれば、カロリーが低い食事をしようと行動をする人も多くいるでしょう。

同じように「歯科医院における自分の役割」を、歯科助手が意識できるようにすることで、歯科助手の意識が変わり、行動が変わります。そして成果が変わります。

「経営者＝表現者」という言葉があります。『ファンをつくり出す歯科医院経営』（澤泉千加良・澤泉仲美子著）の中で詳しくお伝えしていますが、院長（経営者）の重要な仕事のひとつに「周りの人（地域の人やまだ来院されていない人）」「患者さん（来院中、これまでに来院された患者さんなど）」「スタッフ」に対して、さまざまなことを「表現すること」が重要な仕事のひとつだということです。

院長が「患者さんのための役割」と「歯科医院のための役割」を、歯科助手にしっかり伝えることは、歯科助手の活用を真剣に考えているとしたら、必須のことです。

歯科助手の専門分野の仕事の2つの役割を、どんなに院長が理解していても、言葉や文字で表現しないと、歯科助手には伝わりません。歯科助手は「歯科医院における自分の役割」を意識して仕事をすることができません。

①「患者さんのための役割」と「歯科医院のための役割」がある「女性の特性・良さ・強み」を活かせる歯科助手の専門分野の仕事を考える。

②専門分野の仕事の「患者さんのための役割」と「歯科医院のための役割」を、歯科助手にしっかり伝えて任せる。

この2つのステップで歯科助手に仕事を任せることが、歯科助手の活用で成功するか失敗するかだけでなく、歯科医院の成長の大きなポイントとなっています。

次項以降で「女性の特性・良さ・強み」が活かせる歯科助手の専門分野をつくり、「歯科医院における自分の役割」を意識して、仕事をさせてあげることで、歯科医院の成長につなげている「トップ1％歯科医院倶楽部」の会員歯科医院の活用事例を紹介していくことにします。

3 《歯科助手活用事例1》

「受付スタッフ」が患者様と歯科医院との信頼関係を育てる

受付スタッフを、歯科医院の第一印象をつくるだけでなく、「新規の患者様と歯科医院との信頼を育てる仕事」と位置づけている会員歯科医院があります。

そこに「育む、育てる」という女性の特性を活かせると考え、歯科助手の専門分野の仕事として任せています。

それは「第一印象は一瞬でつくられるが、信頼は一瞬でできるものではなく、時間をかけて育てるもの」といわれるからです。

受付スタッフと新規の患者様には「来院前～来院～次回来院」という各段階で、問い合わせ・予約の電話・挨拶・問診票記入案内・待合室での声かけ・会計・次回予約・注意点などの説明・お見送りなど、たくさんの接点があり、その一つひとつの接点で〝信頼〟を育てることができるからです。

(1) すべての接点での言葉づかいで来院中に信頼を育てる

「ちゃんとした言葉づかいもできないのか！　この歯科医院はどんな教育しているん

だ！　患者のことをどう思っているんだ！」という怒りの声にあらわれているように、患者様は「言葉づかい」から「人材教育レベル」や「自分が大切にされているか」を判断されます。

受付スタッフと新規の患者様との接点のほとんどに〝言葉〟が存在します。この医院では、患者様の歯科医院と人（歯科医師・スタッフ）への信頼を育てるために、受付スタッフに「言葉づかい」の講習会に参加させて、患者様が大切にされていると感じられる丁寧な言葉づかいを習得させ、言葉で信頼を育てています。そして、院内の言葉づかい指導の責任者をおき、スタッフ全員の言葉づかいを教育しています。

(2)「お礼&約束はがき」で来院後に信頼を育てる

新患の方が来院された当日、数ある歯科医院の中から選んで来院いただいたお礼と期待に応えられる治療をするという約束を表現した「お礼と約束ハガキ」を、受付スタッフが出すことで、次回来院時までの間に信頼を育てています。

そこに、受付スタッフが患者様との会話の中で印象に残ったことを書き添えて、「患者様の話を聴く姿勢がある歯科医院」であることを表現し伝え、信頼を育てています。

受付スタッフには「患者様が安心して来院していただける関係を育てる」という患者様のための役割と「歯科医院と患者様との信頼を育てる」という歯科医院のための役割、この２つの役割がある仕事であることを指導しています。

4 《歯科助手活用事例2》「患者様の声を聴くスタッフ」で信頼を育てる

「患者様の声を歯科医院に活かす」ことを大切にした医院経営を行っている会員歯科医院では、「患者様の声を聴く」ことが、歯科医院を改善する、患者様との信頼を育てるために重要と考え、「患者さんの声を聴くスタッフ」というポジションを設けています。

それによって「コミュニケーション、育てる、一緒に、共有、共感」という女性の特性を活かせると考え、歯科助手の専門分野の仕事として任せています。

患者様の声を積極的に聴くことで、患者様一人ひとりのことを大切にしている歯科医院であることを、患者様に表現し伝え、患者様との信頼関係を育てることができるからです。そして、歯科医院の改善に活かせる患者さんの声がたくさん集まるからです。

その具体的な方法は、アンケート・メール・ヒアリングなどで、患者様の要望・不満などをしっかり聴くようにするものです。先生や歯科衛生士には、患者様もなかなか本音はいいませんから、歯科助手の役割として重要な仕事になります。

(1) 毎回アンケートで聴く

「来院中に気になったことや嫌だったこと」「歯科医院、サービス、歯科医師、スタッフへの希望」「来院中に良かった、うれしかったと感じたこと」をお聞かせくださいという、お願いのアンケートを、来院のつど渡して、患者様の声を聴かせていただきます。

(2) 来院後メールで聴く

新規の患者様、歯科医師・歯科衛生士が希望する患者様のうち、メール送信可の患者様に、来院当日や来院後の状態や質問を聴かせていただくメールを送って、患者様の声を聴かせていただきます。

(3) 待合室の患者様へのヒアリングで聴く

待合室の患者様に「今日の治療などへの希望」を聴き、歯科医師・歯科衛生士に伝えたり、「毎回アンケートで聴いていること」や「デンタルグッズを購入された患者様の使用感や質問」などを聴かせていただきます。

その他、「治療終了後のヒアリング」「患者様専用質問・相談窓口（メール・電話）の対応」「紹介者へのヒアリング」などで、患者様の声を積極的に聴かせていただきます。

「患者様の声」は、終礼で伝えて全員で共有し、院内改善ミーティングのテーマにして改善に活かします。

なお、患者様の声は、待合室の掲示や医院新聞で患者様に情報公開しています。

5 《歯科助手活用事例3》「患者様フォロワー」で患者様の信頼を維持する

「患者様の健康維持のサポート」をコンセプトにした医院経営を行っている会員歯科医院では、「患者様を継続的にフォローする」ことが、患者様の健康維持、患者様との信頼関係の維持のためにはとても重要と考えています。そのため、「患者様フォロワー」というポジションを設けています。

これは「育てる、守る、一緒に」という女性の特性を活かせると考え、歯科助手の専門分野の仕事として任せています。

それによって、患者様と継続的な接点を持ち、「いつでも相談できる」「いつも気にしてくれている」と、患者様が感じられる状態をつくることが、患者様の健康維持のためのサポートや、患者様との信頼を育てることにつながるからです。

この医院では、そのための具体的な方法として、気づかいメール&ハガキ、歯科医院ニュースリリース、患者様イベントなどを行い、歯科助手がフォロワーとして活躍できるステージをつくっています。

(1) 気づかいメール&ハガキで継続的に接点を持つ

予防の努力を続けている患者様、歯の状態が気になる患者様、大切な人を紹介してくださる患者様、信頼関係を維持したい患者様などに、予防の努力の応援、現在の状態の確認、質問の受付、先生・スタッフや歯科医院の近況報告などを記した気づかいメールやハガキを送って継続的に接点を持っています。

(2) 歯科医院ニュースリリースで継続的に接点を持つ

予防の努力を続けている患者様の体験談、歯についての情報、デンタルグッズ、歯科医院の変化などについて、メール&ＦＡＸを発信して継続的に接点を持っています。

(3) 患者様イベントで継続的に接点を持つ

同じ努力をしている患者様同士が交流する「予防を目的にした患者さんクラブ」メンバー対象の集まり（年4回開催）や、患者様対象セミナー（年2回開催）の責任者として企画・運営して、歯科医院全員と患者様が直接接する機会を設けて、継続的に接点を持つようにしています。

(4) フォロワー専用相談で継続的に接点を持つ

「患者様フォロワー専用相談窓口（メール）」を設けて、来院中や治療終了後の患者様と継続的に接点を持っています。

6 《歯科助手活用事例4》「広報担当」として患者様の安心感と信頼感をつくる

「患者様に徹底的に情報公開する」ことが、患者様が最適な治療やケア方法を選ぶため、安心して治療を受けるため、そして患者さんとの良い信頼関係づくりのために必要と考え、「広報担当」というポジションを設けている会員歯科医院があります。

この医院では「共有、分かち合う」という女性の特性を活かせると考え、この「広報担当」を歯科助手の専門分野の仕事として任せています。

患者様への情報公開は、歯科医院の宣伝のためではなく、患者様の歯科医院や治療の選択のための情報を提供することによって、歯科医院や人（歯科医師・スタッフ）への不安を取り除き、安心して治療を受けていただくサポートになるからです。

(1) 歯科医院（歯科医師・スタッフ）の変化・成長を表現する

患者様のために変化・成長している歯科医院と、変化・成長していない歯科医院では、どちらに来院したいか、どちらの歯科医師・スタッフに治療してほしいかは明白です。

そのため、「歯科医師・スタッフの研修参加」「技術・設備機器・材料・システムの導入」などの歯科医院の変化・成長を、ホームページ・ブログ・院内掲示・歯科医院新聞・ニュースリリースなどで表現することは、患者様の安心感につながり、歯科医院選択の大切な情報にもなります。

(2) 安心・安全につながる情報を表現する

アンケートなどの答えで不安を感じている患者様が多い「歯科医院、治療・技術、人（歯科医師・スタッフ）」に関する情報、たとえば衛生管理システム、材料、治療内容・技術、保証制度、歯科医師・スタッフプロフィール、資格などについて公開します。

(3) 患者様が良いと思っているところを表現する

患者様が歯科医院を紹介した理由（良いと思っている、信頼しているところ）を院内掲示やホームページなどで公開することで、自分が良いと思っている歯科医院を良いと思っている患者様が他にもいること、あるいは紹介している患者様がいることがわかり、自分の判断が間違いではなかったという安心につながります。

その他にも、「デンタルグッズの体験談」「患者様の声（希望・不満）」「歯科医院ができること」などの情報を、ホームページなどで積極的に情報公開しています。

広報担当には「患者様が最適な治療やケア方法を選ぶ・受けるためのサポートをする」という患者様のための役割と「歯科医院の患者様への姿勢や行動をわかってもらい信頼を育てる」という歯科医院のための役割、この2つの仕事があります。

7 《歯科助手活用事例5》「パートナー担当」で提携先との信頼を育てる

会員歯科医院の中には、提携するパートナー（企業・美容院・医院・モニター患者様など）からの紹介による来院を増やすために、「パートナーの役に立つこと」「パートナーとの信頼関係を育てること」が重要と考え、「パートナー担当」というポジションを設けている歯科医院があります。

それは「コミュニケーション、育てる」という女性の特性を活かせると考え、歯科助手の専門分野として、この仕事を任せています。

パートナーやお客様などに役に立った経験をしていただくこと、歯科医院や治療・サービスに対して安心・信頼していただくことが紹介につながるからです。

⑴ 美容院（美容師）との信頼を育てる

美容師さんたちに「ホワイトニング・ＰＭＴＣ」のモニター体験してもらい、美のプロの印象度アップをはかります。そして、自分の体験を通してお客様に口コミしていただき、来院者増につなげています。

「パートナー担当」は、美容院のお客様のホワイトニング・PMTC体験談、美容師さんのホワイトニングモニター体験などを、お客様へ紹介いただくことが仕事です。ホワイトニングなど歯の美に関する情報などをパートナーの美容院に発信して「ホワイトニング・PMTC、歯科医院への安心・信頼」を育てています。

(2) モニター患者様との信頼を育てる

モニター患者様には、院内チェックとモニター体験&体験談の執筆に協力していただき、医院改善と紹介による来院を増やすお手伝いをしていただいています。

モニター患者様からの紹介をさらに広げるために、歯科医院とモニター患者様との信頼を育てる取り組みに加えて、モニター患者様が交流する食事会を開催して、体験談、紹介経験、歯科医院を信頼しているところなどを共有していただき、モニター患者様たちのつながりを強くしています。それによって紹介する歯科医院やサービスへの信頼を育てています。

「パートナー担当」は、美容院やモニター患者様などのパートナーと継続的に接点を持つことで、紹介によってパートナーを増やす役割も担当しています。

パートナー担当には「パートナーに良い体験をしていただく」というパートナーのための役割と、「パートナーとの信頼を育てる、パートナーを増やす」という歯科医院のための役割、この2つの仕事があります。

8 《歯科助手活用事例6》「サービス改善担当」で患者様が大切にされていると感じる歯科医院をつくる

「患者様が大切にされていると感じられる対応をする」歯科医院づくりを行っている会員歯科医院では、患者様が期待している以上の対応を、歯科医院来院中に経験していただくことがとても重要と考え、「サービス改善担当」というポジションを設けています。

それは「感性での判断・表現、細部への配慮」という女性の特性を活かせると考え、歯科助手の専門分野として、歯科助手に取り組ませています。

医療やサービス、対応などに求められる＋αの範囲が大きいため、歯科医院側が考える範囲が、患者様が求める範囲よりも小さい場合、満足感が低かったり、クレームが生まれたりします。逆の場合には、満足感が高まったり、感動が生まれます。

女性の感性で取り組むことで、患者様が期待している以上の対応につながりやすいので、歯科助手が担当するのがベストです。

(1) 期待以上の対応を提供しているかチェックする

歯科医院のメインとなる治療やサービス、デンタルグッズなどにかかわる、言葉づかい、対応、身だしなみ、説明・案内の仕方、医院の雰囲気など、＋αの範囲について、一定レベル以上のことを提供できているかを常にチェックして、提供できていない場合、すぐに指摘したり、ミーティングのテーマにして、医院全体で考え、改善に取り組みます。

患者様アンケート、患者様ヒアリングをあわせて実施して、患者様の声も聴かせていただきます。

(2) 素晴らしいサービスを体験して学び導入する

素晴らしい対応・サービスを提供していると評判のレストラン・美容院・エステサロン・歯科医院などに、院長がサービス改善担当と一緒に行って、サービスを受けたり見学したりします。それを改善担当がレポートにまとめて、勉強会で医院全員が学びます。そして、ミーティングで医院の対応やサービスに導入できることがあるかを検討して、良いものを取り入れ、サービスや対応をレベルアップしていきます。

レストランや美容院などは、患者様に「サービス・対応がとてもよかったところ」をお聴きして、そのサービス・対応を優先して体験します。サービス・対応を学べるだけでなく、患者様がどんなサービス・対応をよいと感じるかを知ることもできます。

サービス改善担当には「患者様に大切にされていると感じていただく」という患者様のための役割と、「素晴らしい対応を提供する歯科医院をつくる」という歯科医院のための役割、この2つ仕事があります。

9 《歯科助手活用事例7》「安心・安全担当」で患者様が安心できる歯科医院をつくる

「患者様が安心でき、安全な環境で、安心・安全な治療（医療）を提供する」ことをコンセプトにした会員歯科医院では、「患者様が来院中に、さまざまなことに対して安心・安全を感じられるようにする」ことが、「安心・安全な歯科医院づくり」のためにはとても重要と考え、「安心・安全担当」というポジションを設けています。

この歯科医院では「細部・衛生面への配慮をし、育てる、守る」という女性の特性を活かせると考え、歯科助手の専門分野の仕事として任せています。

それは、患者様が来院中に「消毒や殺菌などの衛生面」「薬や材料」「治療技術」「スタッフの説明」など、さまざまな不安を感じているので、その不安を取り除いてあげることが「安心でき、安全な歯科医院づくり」につながるからです。

(1) 「患者さん接点」で安心・安全を感じられるかチェックする

「患者さん接点」とは、患者様が歯科医院の存在を知り、来院して、治療を終えて歯科医院を後にするまでに、患者様が「見る」「聞く」「感じる」――患者様と歯科医院とのあらゆる接点です。

患者様は、患者さん接点の一つひとつからさまざまなことをイメージされます。

その「患者さん接点」で「安心・安全」を感じられるか感じられないかを、「細部・衛生面に配慮できる」という女性の目線でチェックします。

このチェックと同時に、患者様アンケート、患者様ヒアリングをあわせて実施して、患者様の声も聴かせていただきます。

(2) 「患者さん接点」で安心・安全を表現する

ミーティングでチェック結果を報告して、「歯科医院」「治療・技術」「人（歯科医師・スタッフ）」に対して、患者様が安心・安全を感じられるように、「安心・安全をイメージできる「患者さん接点」を考えます。

「滅菌・殺菌・消毒機器設備・ディスポーザブル製品・材料」「歯科医師・歯科衛生士の研修参加」「最新検査機器導入」「個室・手術室設置」「初診カウンセリングの導入」「説明スキル・専門知識のレベルアップ」など、ミーティングで考えた「患者さん接点」で、安心・安全を感じられるようにするための取り組みを実践して、一つひとつの「患者さん接点」で安心・安全を表現します。

あとがき

デンタルスタッフの教育現場で感じることは、どうも彼女たちが、与えられること、何かをしてもらうことが当たり前で、慣れ合いになっているように感じられてなりません。お給料はいただいて当たり前、評価されて当たり前、患者さんはきて当たり前……。

もちろん、けっして当たり前のことではありません。

これはスタッフが悪いのではなく、そのような環境をつくってしまった、私たちや社会に責任があると思います。

人との関係は、与えることがまず先にあること、与えることで豊かさを感じる価値観が持てるよう、私たちが軌道修正していく必要を感じるのです。

フィギュアスケートの浅田真央選手は、幼少時代から、人びとに感動や勇気や夢を与え続けてきました。彼女はリンクでは、全身全霊で、ほとばしるほどの情熱を表現しているから、私たちの心を射抜くのです。見ている者に、深い感動や勇気を与えるのでしょう。

浅田真央選手は「それがうれしい！」とおっしゃいます。自分の演技で人びとに幸せを伝えられることが、幸せだとおっしゃいます。ですから、彼女は歯を食いしばってつらいトレーニングにも耐え、努力を惜しまないのです。

私たち医療スタッフは、患者様に幸せになってもらうための努力をどれだけしているのでしょうか？　日々歯を食いしばってまでトレーニングを重ねているでしょうか？

人に幸せになってもらうために与え続けることこそが、本当の豊かさにつながっていることなのです。

私は、この方程式を歯科助手に伝えてまいりたいと、強い想いを抱いております。


昨年の3月11日、あの東日本大震災の日。

私が3日前に訪問した、いわき市の酒井歯科医院さんで、スタッフに話した「陽転思考」が、あのときの深い悲しみや高い壁を越える原動力となった、みんなの気持ちを救った、院長がスタッフから学ばされた、と本書の中で酒井院長先生の言葉でご紹介しました。

これほどまでに、私の教育魂を揺さぶった出来事はありませんでした。

彼女たちが歯科医院というステージで磨き上げた心や、ものの見方・考え方が多くの人びとを苦しみから救い、支えるものに成長していたのです。これからも内面価値を高めることで、物事の見方を拡大し、もっともっとやさしく思いやりの深いプロの歯科助手を、先生方と一緒に育ててまいりたいと思います。

与えることの豊かさ、与えることの喜びを知る医療人を一緒に育ててまいりましょう。

あんなにつらい体験すら乗り越えることのできる、考え方や心根を持ったプロの歯科助手がいます。副院長というポストで、患者様の幸せに貢献し続ける高い志を持つプロの歯科助手がいます。

そんなプロの歯科助手を育て増やしていくことが、必ずこの歯科業界の発展につながると信じています。

今回、歯科助手の活用について執筆の機会を与えてくださったクインテッセンス出版の村岡廣介編集長、執筆協力と絶えず支え続けてくれた夫・澤泉千加良に心から感謝いたします。最後になりましたが、私の歯科助手への愛情にご賛同いただき、多大なる応援をしてくださる歯科衛生士の上間京子先生（Jokanスクール校長）、この本の出版を心の底から喜び著書へ惜しみないアドバイスをくれた弊社パーソナルコーチの古海貴恵、ニッコニコニコー笑顔で私の執筆作業を支え続けてくれた弊社の笹本智美に心からの御礼を申し上げます。

平成24年4月11日

㈱オフィスウエーブ代表取締役

澤泉　仲美子

●著者のプロフィール

澤泉　仲美子（さわいずみ なみこ）
㈱オフィスウエーブ代表取締役。デンタルスタッフスタディーグループ（ＤＳＳＧ）を主宰。歯科プロアシスタントスクール校長。㈻三幸学園にて1500名の歯科助手を育成後、日本歯科助手協会会長に就任。平成８年㈱オフィスウエーブを設立。歯科助手育成経験に加え、女性力・女性視点を歯科医院経営に活かしデンタルスタッフ教育コンサルティング事業を展開する。患者接遇マナー研修を毎月オープンスクールで開催している他、コミュニケーションスキルセミナーが好評（講演実績：各歯科医師会、同窓会、ＣＨＰ研究会、ノーベル・バイオケア・ジャパン、福島医療専門学校、他多数）。デンタルコーチングは、歯科医院の現場に特化したコーチング術としてＤＳＳＧで独自に開発。患者さんに信頼され、最良の治療のコーチとなることを目的としたコーチング術を歯科助手のステップアップステージとして提供中。著書に『患者さんに好かれるスタッフ習慣術55』『ファンをつくり出す歯科医院経営』（共）（クインテッセンス出版）がある。
【連絡先】㈱オフィスウエーブ
〒162-0041 東京都新宿区早稲田鶴巻565 ビルデンスナイキ 6F
TEL：03-5615-8421　E-mail：ow@office-wave.jp
http://www.office-wave.jp/　［オフィスウエーブ］［検索］
☆オリジナルＤＶＤ『信頼を生む患者接遇術』『デンタルコーチング術ダイジェスト』のいずれか１つを読者限定で無料プレゼントいたします。上記の「オフィスウエーブ」のサイトからお申し込みください。プレゼント番号【8148】

●執筆協力者のプロフィール

澤泉　千加良（さわいずみ ちから）
㈲ファイナンシャルプラス代表取締役。「トップ１％歯科医院倶楽部」を主宰。全国70超の会員歯科医院の経営を継続的にサポート。また主宰する「歯科医院サポート会計事務所全国ネットワーク」参加のパートナー会計事務所の顧問先歯科医院の経営サポートも行う。「リコール率・自費診療選択率・紹介患者数という信頼のバロメーターの数字」を高める独自ノウハウを紹介する「紹介体質の歯科医院づくりのための体質改善セミナー」「共感者さん来院型の歯科医院づくりセミナー」が好評。全国で講演活動中（講演実績：日本国際歯科大会、日本顎咬合学会学術大会、日本臨床矯正歯科医会例会、京都府・埼玉県等歯科医師会、大学同窓会、株式会社モリタなど多数）。モリタメールマガジン『経営コラム』執筆担当。著書に『ファンをつくり出す歯科医院経営』（共）『紹介・口コミで患者さんは絶対増える』『患者さんを増やす仕組みづくり』（クインテッセンス出版）がある。

QUINTESSENCE PUBLISHING
日本

〔歯科医院経営実践マニュアル〕
歯科助手を上手に活用する法

2012年6月10日　第1版第1刷発行
2021年3月30日　第1版第2刷発行

著　　者　澤泉仲美子《さわいずみなみこ》

発 行 人　北峯康充

発 行 所　クインテッセンス出版株式会社
東京都文京区本郷3丁目2番6号　〒113-0033
クイントハウスビル　電話(03)5842-2270(代表)
(03)5842-2272(営業部)
(03)5842-2277(編集部)
web page address　https://www.quint-j.co.jp

印刷・製本　サン美術印刷株式会社

ISBN978-4-7812-0257-0　C3047